国家癌症中心肿瘤专家答疑丛书

应对 下咽癌 专家谈

YINGDUIXIAYANAI ZHUANJIATAN

李正江 主编

中国协和医科大学出版社

图书在版编目（CIP）数据

应对下咽癌专家谈／李正江主编. —北京：中国协和医科大学出版社，
2013.1

（国家癌症中心肿瘤专家答疑丛书）

ISBN 978-7-81136-939-7

Ⅰ.①应… Ⅱ.①李… Ⅲ.①咽疾病-癌-诊疗 Ⅳ.①R739.63

中国版本图书馆 CIP 数据核字（2013）第 178130 号

国家癌症中心肿瘤专家答疑丛书

应对下咽癌专家谈

主　　编：李正江
责任编辑：吴桂梅　李　宜

出版发行：**中国协和医科大学出版社**
　　　　　（北京东单三条九号　邮编 100730　电话 65260378）
网　　址：www.pumcp.com
经　　销：新华书店总店北京发行所
印　　刷：北京佳艺恒彩印刷有限公司

开　　本：710×1000　1/16 开
印　　张：16.25
字　　数：180 千字
版　　次：2014 年 4 月第 1 版　　2014 年 4 月第 1 次印刷
印　　数：1—5000
定　　价：29.80 元

ISBN 978-7-81136-939-7

国家癌症中心肿瘤专家答疑丛书

应对下咽癌专家谈

主　编： 李正江

副主编： 吕　宁　罗京伟

编　者（按姓氏笔画排序）：

王　力	王　勇	王　铸	王　燕	王子平
王志强	王珊珊	王海燕	王懋杰	车轶群
丛明华	叶霈智	田爱平	乔友林	刘　炬
刘　敏	刘　鹏	刘跃平	吕　宁	吕　青
孙　莉	安常明	朱　宇	毕新刚	许潇天
闫　东	齐　军	何小慧	吴　宁	吴秀红
吴宗勇	吴晓明	张海增	张溪微	张燕文
李　宁	李　琳	李　槐	李正江	李树婷
李峻岭	李彩云	李喜莹	杨宏丽	周冬燕
易俊林	罗京伟	郑　博	郑　容	姚利琴
姚雪松	宣立学	赵方辉	赵东兵	赵京文
赵国华	赵维齐	倪晓光	徐　波	徐志坚
耿敬芝	袁正光	高　佳	曹才能	黄文婷
黄初林	黄晓东	彭　涛	董莹莹	董雅倩
蒋顺玲	韩彬彬	魏葆珺		

序

近些年来，随着我国的城镇化和人口老龄化不断加快，"癌症"这个词汇越来越频繁地出现在各种媒体，成为大众关注的话题。据统计，从世界范围来看，癌症发病率约以年均3%左右的速度递增，现已成为人类第一位死因。《2012中国肿瘤登记年报》统计，我国每年新发癌症病例350万，约250万人被癌症夺去生命。今后10年，中国的癌症发病率与死亡率仍将继续攀升。癌症耗费了大量的卫生资源，给整个社会造成了巨大的压力，也给癌症患者和家庭带来了身体上和精神上的痛苦以及沉重的经济负担。由于大多数晚期癌症疗效欠佳，所费不菲，这使得大众误以为所有的癌症都难以治愈且代价高昂，由此对癌症产生了恐惧心理。然而事实上并非如此，国际抗癌联盟（UICC）2010年发表的研究结果，1/3的癌症是可以预防的，1/3的癌症是可以治愈的。如果能做到积极预防、及早发现、规范治疗，大多数癌症是有希望治好的。

在这场人类与癌症之间展开的没有硝烟的战斗中，仅仅凭借医务人员的努力是远远不够的。作为抗击癌症的主力军，医务人员不仅需要在治疗病患方面尽心竭力，还要将正确的抗癌知识通过各种形式的科普宣传与社会各界所有关心抗癌事业的人士分享，让更多的人正确的认识癌症。要将全社会各个层面的医疗活动的参与者都吸引到这个抗击癌症的队伍中来，政府、社会、防治机构、医务人员、研究人员、患者和家属，以及各界的热心人士携手并肩，汇聚力量，共同抗击癌症。

中国医学科学院肿瘤医院作为国家癌症中心的依托机构，拥有

1

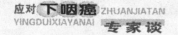

专业的医疗团队和先进的医疗水平，在肿瘤预防、肿瘤研究、早诊早治、多学科综合治疗等领域都做了大量的工作，取得了很多成绩。中国医学科学院肿瘤医院很早就认识到肿瘤防治需要社会的广泛参与，认识到防癌科普宣传的重要意义，长期以来不遗余力的通过报纸、电视、出版物、公益活动等多种形式普及癌症的防治知识。《国家癌症中心肿瘤专家答疑丛书》就是中国医学科学院肿瘤医院的名医专家们为大众奉献的一部内容新颖、形式生动的防癌科普丛书。

这部科普丛书涵盖了常见的 18 个癌种，通俗易懂、图文并茂，从癌症预防、研究到临床等多个不同角度深入浅出地解析肿瘤防治知识。充分体现了作者们传播健康生活方式、倡导正确防癌治癌的理念。希望广大读者能从中受益，拥有更加健康、更高质量的生活，享受更加美好的明天。

中国科学院院士
中国医学科学院肿瘤医院院长
2013 年 12 月

前　言

从全球发达国家癌症的发病规律中，我们看到癌症的发病率在一定阶段随经济的快速发展而呈增长趋势。在社会、人们给予普遍重视并采取相应措施之后，发病状况将逐渐趋缓。人类在攻克癌症的科学探索中取得的每一点进步，都将对降低癌症的发病率、提高癌症的治愈率起到不可低估的作用。我国目前正处在癌症的高发阶段，我们常常听到、看到以及周围的同事、亲友都有癌症发生，癌症离我们越来越近，癌症就在我们身边。癌症究竟是怎么回事，怎样才能减少患癌症的风险，得了癌症怎么办……，这些都是癌症患者、家属乃至大众问得最多的问题。为了帮助大家解除疑惑，了解更多相关知识，在癌症的治疗、康复和预防上给予专业性的指导，我们编写了这套丛书，希望能够协助患者、家属正确面对癌症，以科学的态度勇敢地与医务工作者共同战胜疾病。

《国家癌症中心肿瘤专家答疑丛书》（以下简称《丛书》）包括肺癌、胃癌、结直肠癌、肝癌、食管癌、膀胱癌、胰腺癌、淋巴瘤、肾癌、乳腺癌、宫颈癌、卵巢癌、鼻咽癌、下咽癌、喉癌、甲状腺癌、脑瘤、骨与软组织肿瘤等 18 种常见癌症，分为 18 个分册，方便读者选用。《丛书》以癌症的诊断、治疗、预防和康复为主线，介绍了癌症的临床表现、诊断、治疗方法、复查、预防与查体、心理调节以及认识癌症、病因的探究、如何就诊等相关内容。书后附有治疗癌症的案例供读者参考。书中内容均为当前在癌症预防、诊断、治疗、科研中的最新成果。例如，对一些癌症目前正在探索中的方法进行了客观的介绍；对于癌症的发生原因，也尽量将复杂的专业问题以简洁的语言呈现给读者。书中的观点、方法均以科学研究与

1

临床实践为依据，严谨准确，坚决杜绝用伪科学引导、误导读者，帮助患者适时的选择治疗方法正确就医、康复。《丛书》中应读者需要还纳入了有关营养饮食、心理调节内容，在癌症的治疗康复中扩大了医疗之外的视野，提示患者和家属应更加关注合理的饮食和心理调节的重要性。为了更加贴近患者和家属，《丛书》采取了问答形式，读者找到问题便可以得到答案，方便读者使用。书后的"名家谈肿瘤"，是本书的另一特色，这些权威实用的科普内容，是专家们多年科学研究的成果和临床诊疗经验的总结，是奉献给读者的科普精粹。

《丛书》各册的主编都是长期工作在临床一线的医生，参加《丛书》撰写的作者都是活跃在本专业领域的中青年专家、业务骨干。部分资深专家也加入到编者行列，为了帮助癌症患者，普及科学知识，大家聚集在一起，在繁忙的临床科研教学工作中挤出时间撰写书稿。有的分册在编写前还向患者征集问题或将初稿送患者阅读修改。每本分册都是专家与读者的真诚对话，真心交流，字里行间流露出专家对读者的一片热忱、一份爱心。《丛书》的编写覆盖了肿瘤内科、外科、麻醉、诊断、放疗、病理、检验、药理、营养、护理、肿瘤病因、免疫、流行病学等肿瘤临床、肿瘤基础领域的专业知识，参编专家100余人。有些专家特为本书撰写的稿件已经可以自成一册，因为篇幅所限，只摘取了其中少部分内容。大家都有一个共同的心愿：为读者提供最好的读物。我们邀请肿瘤知名专家陆士新、孙燕、程书钧、黄国俊、屠规益、殷蔚伯、储大同、唐平章、赵平为《丛书》撰稿，他们都欣然同意，在百忙中很快将稿件完成。《丛书》是参与编辑人员集体的奉献。在书稿的编写出版过程中还有很多令人感动的故事，点点滴滴都体现了专家们从事医学科学的职业追求和职业品格，令人敬佩，值得学习。在此，对参加《丛书》撰写的专家、学者及所有人员表示衷心的感谢！还要特别感谢原中国科普研究所所长袁正光教授，从另一角度补上了癌症患者应如何对待死亡一页，为我们能够正视死亡、坦然面对死亡揭开了一层面纱。策划编辑张平同志，在18本《丛书》的组稿、修改、协调、联络全过程中发挥了中心作用，做出了重要贡献，在此对她表示感谢！

《丛书》作为科普读物还存在着许多不足，由于专家们希望为读者提供更多的专业知识，书中的内容、用语仍然偏专业些，为此在每册书的最后都列出了一些专业名词解释，有助于读者进一步学习相关专业知识，提高科学认知。

最后，希望《丛书》能够给予读者更多的帮助。患者在这里可以找到攻克癌症的同盟军，我们将共同努力，为战胜疾病、恢复健康而奋斗。作为科普读物，本书还有诸多不足，请广大读者给予指正。

丛书主编
国家癌症中心副主任
中国医学科学院肿瘤医院党委书记
2013年10月1日于北京

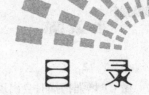

目 录

三、治疗篇

7

四、复查与预后篇

五、 心理调节篇

六、 病因探究与预防篇

七、 认识下咽癌篇

八、 就诊

九、 典型病例

十、 名家谈肿瘤

十一、 名词解释

一、临床表现篇

1. 什么是临床表现？

临床表现是指患者得了某种疾病后身体发生的一系列异常变化。临床表现包括症状和体征。所谓症状是指患者主观感觉的身体不适或异常表现，如头痛、乏力、吞咽困难等；而体征则是指由医生通过**望诊**、**触诊**、**听诊**查到的客观异常表现，如**听诊**时听到的心脏杂音、**触诊**时触到的肝或脾肿大等。

每位患者的临床表现会因疾病的不同而所表现的症状和体征也不尽相同，如普通感冒，患者主要症状表现为鼻塞、流涕、喉痛，偶有发热，而无明显的体征。大叶性肺炎的主要症状为咳嗽、咳痰、发热伴有胸痛，同时也会有明显的体征，如医生在患侧胸部可听到湿啰音。

2. 下咽癌患者有哪些临床表现？

下咽癌发生于下咽部的黏膜上皮，所以早期下咽癌患者可有咽部异物感，吞咽食物时咽部有不净感；当肿瘤发展到一定程度并在咽喉部位产生溃疡、伴严重炎症时，可引起吞咽疼痛和神经的反射性疼痛，表现为同侧的内耳疼痛。当肿瘤发展到晚期侵及颈段食管时，可表现为吞咽时咽部有阻力、吞咽困难，影响进食；当肿瘤侵及喉时，可表现为声音嘶哑、进食呛咳、咯血及呼吸困难；当肿瘤转移到颈部淋巴结可表现为颈部肿块。

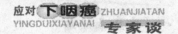
3. 下咽癌患者为什么会出现耳朵疼痛和咽部疼痛？

下咽癌发展到一定程度可形成溃疡，肿瘤及其周围伴炎症反应可引起咽部疼痛；当肿瘤侵及舌咽神经的咽支或炎症刺激舌咽神经的咽支时，通过神经反射可出现耳朵疼痛或局部表现为咽部疼痛，尤其进食时疼痛更明显。舌咽神经为第9对脑神经，属于混合神经，主管咽喉部黏膜的感觉，该神经受到损伤或刺激时，可出现咽部疼痛或放射性耳痛。

4. 下咽癌患者为什么出现声音嘶哑？

在解剖学上下咽可分为梨状窝区、环后区和咽后壁区三个亚区，其中环后区毗邻喉体后部，梨状窝内侧壁毗邻喉体外侧。喉肌肉分喉外肌和喉内肌，与发声有关的肌肉是喉内肌，喉内肌依其作用分成以下几组：

（1）使声门张开（声带外展）的肌肉：环杓后肌，起自环状软骨板背面浅凹处，斜向外上方，止于杓状软骨肌突后面，收缩时将杓状软骨的声带突向外转动，使声带后端分开，声门开大。

（2）使声门关闭（声带内收）的肌肉：①环杓侧肌：起自同侧环状软骨弓两侧上缘，止于杓状软骨肌突前方。收缩时使声带突转向内而关闭声门。②杓肌：位于喉后壁，由横行和斜行的肌纤维组成杓横肌和杓斜肌，收缩时可使两侧杓状软骨互相向中线接近，使声带内收声门关闭。

（3）改变声带张力的肌肉：①环甲肌：起自环状软骨弓的前外侧，斜向后上止于甲状软骨后部下缘及下角之前缘，收缩时甲状软骨和环状软骨弓接近，以环甲关节为支点，增加甲状软骨与杓状软骨间的距离，将甲杓肌拉长，增加声带张力，并略有声带的内收作用。②甲杓肌：起于甲状软骨背面中央部前联合，后端附于杓状软骨之声带突及声带部，收缩时牵引杓状软骨向前方移动，使声带松弛，并使声门关闭。甲杓肌和覆盖其上下的黏膜是声带的主要组成部分。发音的音调与该肌收缩的紧张度有关。

对下咽癌患者，随着肿瘤的生长，肿瘤可侵及支配声带活动的喉内肌，使该肌肉失去收缩功能，从而导致声带不能活动；或由于肿瘤较大，压迫声带活动的关节（环杓关节），也可使该关节活动受限或不能活动，从而声带活动受限或不能活动。由于以上两方面的原因最终导致患者声音嘶哑。

5. 下咽癌患者为什么会出现吞咽困难？

众所周知食物是从口腔经口咽、下咽、食管进入胃。对于下咽癌患者当肿瘤向下侵及食管，可堵塞食管腔、侵犯食管肌肉并使其失去收缩功能，致使食物难以通过食管。因此，下咽癌患者晚期可出现吞咽困难。

6. 为什么晚期下咽癌患者会出现头痛？

人的迷走神经和舌咽神经从脑内出颈静脉孔后发出神经纤维分布在颈内、外动脉和颈总动脉表面。晚期下咽癌，尤其是伴颈部淋巴结转移的患者，当肿瘤侵及颈总动脉或颈内外动脉时，通过神经反射可出现头疼症状，表现为同侧头疼，治疗效果极差，严重影响患者的精神状态。

7. 为什么有些下咽癌患者当出现颈部淋巴结转移的临床表现时才来医院就诊？

下咽结构较隐蔽，不易被发现，癌变早期患者常无明显症状。当颈部淋巴结转移使淋巴结肿大时才到医院经检查发现了下咽癌。在下咽癌患者中约有 1/3 是因颈部肿块来就诊的，而原发灶症状不明显，故常常延误了诊断和治疗。

8. 什么是隐匿性癌？

隐匿性癌指依据现有的医学影像学检查无法找到原发癌病灶，但切除转移病灶后病理检查或转移病灶穿刺**活检**病理检查结果证实为某部位癌引起的转移，医学上将这种发现不了原发病灶而出现转移的癌称为隐匿性癌。如少数鼻咽癌、下咽癌及舌根癌等患者就诊时首先表现为颈部淋巴结肿大，原发病灶临床检查发现不了，这类癌称为隐匿性癌。

9. 什么是恶病质？

恶病质是指人体显著消瘦、贫血、精神衰颓等全身功能衰竭的恶劣状况。多种疾病都可导致患者出现恶病质，包括恶性肿瘤、艾滋病（AIDS）、严重创伤、严重的败血症等，其中以恶性肿瘤导致的恶病质最为常见，称为肿瘤恶病质。

肿瘤恶病质是机体的代谢发生了紊乱，这种紊乱是多种因素引起的。与饥饿引起的脂肪丢失不同，恶病质患者不仅丢失脂肪，还丢失肌肉组织，且摄食并不能逆转恶病质患者的肌肉消耗。体重下降是恶病质患者最常见症状（体重下降超过 5% 表明正在发展为恶病质，体重下降超过 15% 则确认已经进入恶病质状态），除此之外，还包括食欲减退、疲劳、肌肉消耗、感觉及知觉异常、贫血和水肿等。

10. 晚期下咽癌患者为什么会出现恶病质？

晚期下咽癌患者往往因肿瘤侵及椎前组织或颈总动脉，出现局部疼痛或头痛，严重时会影响患者的食欲，导致食欲下降；或者肿瘤侵及食管，影响进食或不能进食，患者不能摄取足够的热量和营养物质，从而造成机体所需热量的严重不足，导致消耗的程度和速度加快，最终出现恶病质。

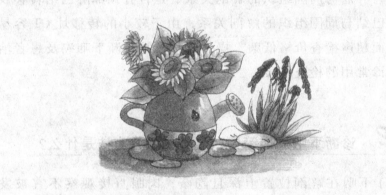

二、诊断篇

11. 诊断下咽癌的常用方法有哪些?

诊断下咽癌常用的方法有喉镜检查、下咽造影、超声检查、CT 及 MRI 检查。喉镜检查主要用于观察下咽部肿瘤的情况及侵犯范围,是临床上最常用的诊断下咽癌和喉癌的检查方法;下咽造影主要用于观察肿瘤部位和病变长度;超声检查主要用于观察颈部淋巴结的状态;CT 和 MRI 检查主要用于观察肿瘤局部外侵的情况、肿瘤与周围组织的解剖关系、是否有颈部淋巴结转移及转移淋巴结与周围组织的解剖关系;由于较小的转移灶 CT 容易漏诊,而超声检查价格低廉、操作灵活,是诊断下咽癌及患者治疗后随诊常用的检查手段。

12. 诊断下咽癌最简便、直观的检查方法是什么?

由于下咽在解剖位置上深且隐蔽,肉眼直接观察不宜被发现。医学上用于诊断下咽癌最简便、直观的检查方法是喉镜检查。喉镜是一种用于检查咽喉部病变的装置或器械,可分为间接喉镜、直接喉镜、动态喉镜及纤维喉镜或电子喉镜等几种。对下咽癌检查时常用的是间接喉镜和纤维电子喉镜。间接喉镜简单易行,但易受会厌的遮挡以及患者检查时不合作的影响。另外,环后区和梨状窝尖部病变则不易被窥见。而纤维喉镜或电子喉镜是一种非常细的软管,前端有照相装置,可以经口腔或鼻腔直达下咽和喉部，是诊断下咽癌最有利的"武器"。纤维喉镜或电子喉镜检查时可在直视下通过患者咽喉部的主动运动来充分暴露下咽和喉部，达到显露各个解剖分区的目的。因此，喉镜检查是下咽癌患者手术前必须要做的一项检查。由于纤维喉镜或电子喉镜能清楚显示咽喉腔内肿瘤的具体部位，在对病灶主体位置的显露上优于影像学检查，对黏膜面的情况及喉内侵犯情况显示较好，并且可直接取组织获得病理组织学诊断依据，对治疗方式的制定和喉功能的保留有着重要的意义。

13. 什么是间接喉镜检查？

间接喉镜是一有柄的圆形平面镜，镜面与镜柄相交成120°。间接喉镜检查是利用间接喉镜镜面反光原理，照明和观察喉咽部和喉部。一次性使用间接喉镜分为中号和小号，规格分别为185mm×20mm 和 185mm×15mm。间接喉镜检查是临床上最常用、最简便的检查方法。方法是让受试者端坐，上身稍前倾，头稍后仰，张口，将舌伸出。检查者先调整额镜对光，使焦点光线能照射到悬雍垂，然后用纱布包裹舌前部1/3，避免下切牙损伤舌系带，以左手拇指和中指捏住舌前部，把舌拉向前下方，食指推开上唇抵住上列牙齿，以求固定。将喉镜伸入咽内，镜面朝向前下方，镜背紧贴悬雍垂前面，将软腭推向上方，避免接触咽后壁，以免引起恶心。检查者可根据需要稍稍转动和调整镜面的角度和位置，以求对下咽的完整检查。间接喉镜检查对患者并无伤害，患者被检查时应尽可能放松，不要紧张，平静呼吸，听从检查者的引导。

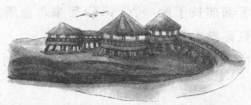

14. 对下咽癌患者通过间接喉镜检查能发现什么？

通过间接喉镜检查医生可发现下咽癌患者下咽部有菜花样或溃疡型肿物，部分肿瘤表面可有坏死或伪膜覆盖，咽腔内可见分泌物储留。当肿瘤侵及喉时，可见受侵侧的声带活动受限或固定，这也是声音嘶哑的原因。

15. 当患者出现什么症状时需要做纤维喉镜或电子喉镜检查排除下咽癌的可能？

下咽癌在早期时常表现为咽部不适、异物感或轻微疼痛或放射性耳朵疼痛，症状可持续数月，与慢性咽炎的症状相似，常不容易引起患者重视；中晚期时可出现吞咽疼痛、吞咽不畅甚至声音嘶哑及吞咽困难。因此，当患者出现上述症状时，应及时到医院行间接喉镜或纤维喉镜检查，以排除下咽癌的可能。尤其对有烟酒嗜好的中、老年人，当出现上述症状时，更应该警惕下咽癌的可能。

例如，有位患者平时喜欢喝酒，一天和几位朋友一起吃饭，吃着吃着，突然说："不好，鱼刺扎到嗓子里了"，使用了各种土办法都不见效。第二天只好来到医院，要使用喉镜取出鱼刺，喉镜检查时，发现下咽部有肿物，鱼刺正好扎在肿物上，于是将鱼刺取出，并取组织做病理检查，证实为下咽癌，后来接受治疗痊愈。因此，患者开玩笑说："是鱼刺救了我，让我及时做喉镜检查并发现在下咽部长了肿瘤"。追问起来，患者近半年来就有吞咽不适感，只是没有重视起来。

临床上还有一类患者，颈部出现不明原因的包块，几个月来逐渐增大，但咽喉部并没有明显的症状，没有在意。这种状况应该引起重视，因为颈部肿块 80% 都是恶性，且 80% 是转移性肿块，在这些转移性肿块中 80% 来自头颈部。因此，这些患者有必要做纤维喉镜或电子喉镜检查以排除下咽癌的可能。

再举个例子，有位男性患者，55 岁，因右颈部出现肿物 3 个月到医院就诊。做喉镜检查在右侧梨状窝发现菜花样肿物，确诊为下咽癌。经询问患者得知，他有咽部异物感大概有 2 年的时间，2 年前因咽喉部不适，曾怀疑咽喉或食道有问题，在当地医院没有做喉镜检查，仅做了胃镜检查，没有发现明显问题，诊断为咽炎。通过胃镜检查虽然也能够观察到下咽部，但是为了避免胃镜在咽部停留引起患者的恶心等不适反应，下咽部常不做重点观察，检查时常快速通过下咽及食管入口进入到食管内，有可能遗漏下咽部的微小病灶。因此，对早期下咽癌患者，胃镜检查不能替代喉镜检查。

16. 如何发现早期下咽癌？

下咽癌的发展过程一般要经历轻度不典型增生→中度不典型增生→重度不典型增生→原位癌→浸润癌逐级发展的过程，如果我们能够在原位癌以及癌前病变的阶段发现病灶，治愈率会明显提高，生活质量也不会受到明显的影响。那么如何发现和诊断早期下咽癌呢？

要想发现早期下咽癌，有两点非常重要：①每个人增强健康意识，重视自己的健康，身体出现不适时应及时到正规医院就诊检查，不要道听途说，乱投医乱吃药；②接诊医生应该对下咽癌的临床表现有一定的认识，检查措施和方法得当，及时发现病变，避免漏诊及误诊。

早期下咽癌的临床症状不明显，容易引起患者或医生忽视，一般在早期都有咽部的不适感、咽部异物感、轻度吞咽疼痛、咽喉部烧灼感以及咳痰中带有血丝等症状，当出现上述症状时应及时行纤维喉镜或电子喉镜检查；目前国内的大医院基本上以电子喉镜取代了纤维喉镜，电子喉镜在图像的清晰度上明显优于纤维喉镜，且有放大作用，能清晰窥视下咽腔的全貌，能观察到纤维喉镜下很难发现的微小隐匿病变，使疾病得到早期诊断和治疗，提高咽喉部疾病诊断的准确率。

近几年来开展了使用电子喉镜对下咽癌早期诊断研究工作，电子喉镜较纤维喉镜具有较高的清晰度及分辨率，下咽部的黏膜显示得非常清楚。但发现下咽癌的早期阶段，病变都非常浅表或仅表现为黏膜发红，有时与炎性病变难以区分。普通电子喉镜对下咽部浅表病变的漏诊率接近20%，为了改变这种现状，一些公司对喉镜设备进行了技术革新及改造，其中窄带成像（NBI）是近年来发展起来的一种新的喉镜下成像技术，通过光学效应清晰显示黏膜表面及黏膜表面微血管发生的形态学变化，能够明显提高病变检出的敏感性和病变性质判断的准确性。观察发现NBI内镜下下咽鳞状细胞癌的典型特点是病变部位呈现边界清楚的棕色区域，内部可见清晰的棕色斑点，通过识别这种黏膜表面微细血管的形态变化能够提高对早期下咽癌的检出率。

17. 为什么早期下咽癌不易被发现？

由于下咽部位较隐蔽，体外看不见，必须借助于五官检查台或喉镜方能被窥视清楚，况且早期下咽癌患者临床症状不明显，缺乏特异性，易被误诊为咽喉炎或咽喉官能症。有一男性，55岁，有烟酒嗜好，因咽部异物感及咽部不适2年余到当地医院诊治，经常规耳鼻喉检查，以"咽炎"给予治疗，症状时好时坏。1 年后发现右中颈肿块，到肿瘤专科医院诊治，经电子喉镜检查和 CT 扫描检查诊断为右梨状窝癌右颈淋巴结转移，给予手术治疗，术后又进行了放疗，患者得到痊愈，且保留了喉的功能。

18. 下咽癌患者为什么要做下咽造影检查？

X 线气钡双重造影能直观显示出下咽癌的病变范围以及会厌部的功能改变，是诊断下咽癌的重要检查方法，能够显示下咽肿瘤对局部黏膜的侵犯或推压，有利于肿瘤定性及范围的判断。

19. 做下咽造影检查的患者应注意哪些问题？

一般情况在检查前患者不需作任何准备，但应注意以下问题：

（1）需与造影操作医生配合，吸气、屏气，注意避免呛咳而影响观察。

（2）造影和其他影像检查（如胸片、超声、CT、MRI 等）安排在同一天进行，应先做其他检查，再行造影检查，以避免钡剂影响其他影像检查的效果。

20. 下咽癌患者为什么要做 CT 扫描检查？

CT 扫描具有较好的软组织分辨能力，现已广泛应用于颈部各种肿瘤及肿瘤样病变的检查。颈部 CT 有助于发现下咽癌原发灶部位、大小及其侵犯范围、与周围结构的关系及有无颈部肿大淋巴结，对肿瘤性病变的分期及疗效评估有重要意义。随着 CT

及三维重建技术的发展，现在已能得到清晰的三维重建图像，能非常直观地显示病变的形态、大小及侵犯范围，对临床制定治疗方案、疗效观察及评估**预后**极有价值。

21. 下咽癌患者做 CT 检查为什么要增强扫描？

由于 CT 平扫难以显示病变密度特点及病变性质，如无碘剂使用**禁忌证**及严重的主要器官功能障碍，应常规使用增强 CT 扫描。增强扫描是指经静脉给予水溶性碘造影剂后再行扫描，使病变组织与邻近正常组织间的密度差增加，从而提高病变显示率。常用的造影剂有两种：水溶性离子造影剂，如：泛影葡胺；非离子型造影剂，如：欧乃派克、碘必乐、优维显等。非离子造影剂副反应少。增强扫描的意义在于：①提高对病灶尤其是小病灶的检出率；②提高对病灶的定性能力；③在已确定为恶性肿瘤的病变，增强扫描的目的在于提高肿瘤分期的准确性，或判断肿瘤手术切除的可能性。

22. 哪些患者不宜做 CT 增强扫描？

CT 增强扫描无绝对禁忌，但如有以下情况的患者，不宜进行此项检查：

（1）曾有对含碘造影剂过敏病史的患者。

（2）伴有肾功能不全、糖尿病肾病的患者。

（3）伴有严重心肺疾病如肺动脉高压、支气管哮喘、心力衰竭等的患者。

（4）伴有癫痫或急性神经系统疾病如急性脑外伤、脑卒中的患者。

（5）有药物过敏史的患者。

（6）有甲状腺功能亢进的患者。

（7）有重症肌无力的患者。

23. 做 CT 增强扫描时会出现过敏反应吗？如何预防？

进行 CT 增强扫描时，需注射含碘造影剂。部分患者在 CT 增强检查过程中或扫描后，可能出现**过敏反应**，包括全身热感、瘙痒、皮疹、头痛头晕、潮红、恶心、呕吐、水肿、无力、大汗、晕厥等，严重者可出现喉头水肿、呼吸困难、血压下降、过敏性休克等，甚至危及生命。以上情况发生机率很小，但是一旦发生，有可能危及生命。

预防措施：对需做增强扫描的患者应详细询问病史，了解有**无高危因素**，以便选择应用造影剂及预防用药。

（1）对于高危人群、年幼、年老或一般情况差者，选用非离子型造影剂。

（2）高危人群可在造影前静脉内给予皮质激素地塞米松 10ml。

（3）严格控制造影剂用量，掌握注射速度。

注射造影剂时应密切观察患者的反应：一旦有副反应者，应立即停止注射或扫描，给予积极抢救。

24. 下咽癌患者为什么要做颈部超声检查？

高频 B 超扫描对下咽原发肿瘤的诊断有一定限度，但对发现颈部淋巴结及淋巴结的大小、形态、数目、边界、回声、血流信号很有意义。下咽癌患者做颈部 B 超检查可以明确颈部及锁骨上

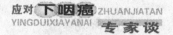

区有无淋巴结及淋巴结的性质。

25. 什么是 MRI 检查？

磁共振成像（MRI）主要是利用人体中最多的氢质子在磁场中产生的共振效应，通过计算机处理后得到的图像。一般分为 T1 加权像、T2 加权像、质子密度像这三种基本图像。磁共振成像具有无放射线损害，无骨性伪影，能多方面、多参数成像，有高度的软组织分辨能力，不需使用造影剂即可显示血管结构等独特的优点。几乎适用于全身各系统的不同疾病，如肿瘤、炎症、创伤、退行性病变以及各种先天性疾病的检查。

26. 对下咽癌患者做 MRI 检查较 CT 检查有哪些优点？

对下咽癌患者做 MRI 检查较 CT 检查有一些优点，具体表现在：

（1）有较高的软组织分辨率，有多种参数的选择与变化，从而有可能对各种病变的性质加以判断。

（2）没有放射线的损害。

（3）可多方位、多平面成像，通过横断面、冠状面及矢状面图像，可以准确的了解肿瘤侵犯下咽的邻近部位及颈淋巴结转移的情况，有助于临床 TNM 分期。

（4）可不需要血管造影剂就对部分病变、淋巴结的性质进行判断。

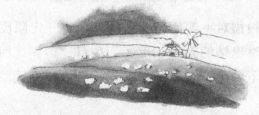

27. MRI 检查时应注意哪些问题？

（1）患者要避免带铁器等磁性物品，如手表、金属项链、假牙、金属纽扣、金属避孕环等，以免影响磁场的均匀性，造成图像伪影，不利病灶显示。

（2）装有心脏起搏器者，严禁作磁共振检查。体内有弹片、银夹、金属内固定板、假关节等存留者，必须检查时，应严密观察，以防检查中金属在高磁场中移动而损伤邻近大血管和重要组织。

（3）对难以配合检查的儿童或神志不清者，须适当使用镇静剂。

（4）做上腹部（肝、胰、肾、肾上腺等）磁共振检查要空腹，检查前可饮足量水，使胃与肝、脾的界限显示更清楚。

28. MRI 检查时会出现过敏现象吗？

进行磁共振增强扫描时，也需注射造影剂。目前，应用最广泛的磁共振造影剂为 Gd-DTPA，中文名钆喷酸葡甲胺，商品名为马根维显。Gd-DTPA 是非常安全的造影剂，副作用发生率很低，文献报道为 1.5%~2.5%，多表现为面部潮红、头晕、一过性头痛、恶心呕吐、荨麻疹等。严重不良反应的发生率极低，可表现为呼吸困难、血压降低、支气管哮喘、肺水肿、喉头水肿、休克等反应，严重者可导致死亡。出现严重反应者多有呼吸系统疾病或过敏病史。现在一些厂家已陆续开发出非离子型细胞外液磁共振造影剂，这些非离子型造影剂渗透压低，安全性得到进一步提高。

29. 下咽癌患者被误诊的原因有哪些?

下咽癌因原发部位隐蔽，早期临床症状多无特异性，容易与其他疾病混淆，临床上常出现漏诊、误诊及误治的现象。避免出现这类问题的关键在于认识下咽癌可能出现的临床症状。下咽癌临床症状早期主要表现为咽部不适感或咽部异物感，有时伴有吞咽疼痛或放射性耳痛，当肿瘤侵及喉可出现声音嘶哑，严重时可出现呼吸困难，侵及食管可出现吞咽困难。下咽癌常在一侧或两侧颈部触及质硬肿块。临床上发现以咽部不适或异物感就诊的患者常被误诊为咽炎、咽喉官能症；以颈部包块就诊的患者易被误诊为颈淋巴结炎或淋巴结结核；以声音嘶哑为主要症状就诊的患者易被误诊为慢性喉炎，许多病例都因误诊而久治无效后再仔细检查才确诊为下咽癌。造成这些患者漏诊和误诊的主要原因是缺乏对下咽部的仔细检查，因为现在的内镜检查基本上能够发现下咽部的异常表现，尤其是电子内镜图像更加清晰，结合窄带成像技术，病灶基本不会漏诊。因此对 50 岁以上、长期饮酒、吸烟的男性患者，如果怀疑咽喉部有问题，要常规检查下咽部，间接喉镜不能窥清时，要用纤维喉镜或电子喉镜检查，以排除恶性肿瘤，防止漏诊、误诊。

30. 下咽癌患者为什么要做食管镜检查?

下咽属于上消化道的一部分，向下延续为食管，香烟和烈性酒是上呼吸道和消化道明显的致癌因素，并且二者具有协同作用，长期接触烟酒刺激的上呼吸道和消化道黏膜易在本系统内发生多个原发癌灶或多个部位的癌前病变，从而在先证癌发病的不同时期发生重复癌，即表现为同时性或异时性重复癌。随着对恶性肿瘤致病因素的了解，现在已经认识到"酒肉穿肠过"的同时，也对经过的消化道黏膜产生同样的刺激，下咽部长了肿瘤，那么食管也可能有问题。我们发现20%的下咽癌患者可能同时伴有食管的问题，因此一定要记住：得了下咽癌别忘记检查食管，这样就有可能早期发现食管内的病变，给予早期治疗，提高治愈率，改善患者的生活质量。一位下咽癌患者，在下咽后壁可见明显的肿瘤，同时做胃镜检查，在食管内发现早期癌。下咽部肿瘤采用放疗，食道内的早期癌采用内镜下黏膜切除的微创治疗，复查发现下咽癌和早期食道癌都得到治愈，患者的生活基本没有受到影响。

31. 下咽癌患者为什么会出现颈部淋巴结转移？

下咽癌是恶性程度较高的肿瘤，容易侵犯淋巴管。由于下咽黏膜具有丰富的淋巴管网，汇聚成淋巴管，将淋巴液引流至颈部的淋巴结，因此肿瘤生长到一定程度侵犯淋巴管后，癌细胞通过淋巴管网引流至颈部淋巴结，当癌细胞停留于淋巴结后，逐渐发育生长使颈部的淋巴结增大，即可表现为颈部可触及的肿块，特别是下咽后壁和环后区癌容易出现双颈部的淋巴结转移，即双颈部肿块。

32. 下咽癌患者出现颈部淋巴结转移时，为什么易误诊为淋巴结结核？

下咽癌患者就诊时常伴有颈部淋巴结肿大，由于原发灶的临床症状不明显，常常误诊为颈部淋巴结结核，有效的鉴别手段是细针穿刺**活检**细胞学检查，准确率可达95%。另外，颈部淋巴结结核以年轻患者多见，大多发生在锁骨上，质地中等偏硬。如果50岁以上的患者，数月内出现颈部肿块，尤其中上颈部肿块，应高度怀疑转移癌的可能，建议到医院检查，以便明确诊断。有位51岁的男性患者，左颈淋巴结肿大2个月，无其他不适，在当地医院检查后以淋巴结结核给予抗结核治疗，治疗后1个月，肿块无缩小，反而逐渐增大。即到医院诊治，经穿刺细胞学检查发现鳞癌细胞，纤维喉镜检查发现左梨状窝外侧壁菜花样肿物，**活检**病理为鳞状细胞癌，经放疗和手术后获得痊愈。

33. 下咽癌常见的病理类型是什么？

根据下咽部位不同组织发生的癌，以鳞状细胞癌占绝大多数，其他少见的有腺鳞癌、淋巴上皮癌、巨细胞癌、恶性涎腺肿瘤和神经内分泌肿瘤等。

34. 为什么要对恶性肿瘤进行分期？

恶性肿瘤分期的原则一般是以原发肿瘤的大小、浸润范围、局部淋巴结的受累情况以及肿瘤远处转移情况为依据，有些分期标准还结合患者的全身情况，人为的规定了一些共同的标准，并以此来判断患者的病情已发展到了什么阶段和什么程度。目前临床上恶性肿瘤的分期方法有多种，如三期分法、Ⅳ期分法以及国际抗癌联盟和美国癌症联合委员会提出的TNM分期法。前两种分期方法较为简单，特别是早、中、晚三期分法，通俗易懂，很容易为患者及其家属所接受。而TNM分期法则更具有科学性、合理性，它可真正体现出肿瘤分期的临床价值和意义，有利于学术交流。

35. 什么叫 TNM 分期?

T 是指原发肿瘤（tumor），N 是指是否伴有区域淋巴结（lymph nodes）转移，M 是指是否有远处转移（metastasis）。国际抗癌联盟（UICC）和美国癌症联合委员会（AJCC）都建议可以根据肿瘤在三个方面的评价结果对恶性肿瘤进行分期。该分期包括影像学检查评价结果判定的临床分期和依据手术后病理检查结果评定的病理分期。该分期系统包括临床分期和病理分期。

36. 什么叫临床分期?

临床分期是指通过各种临床检查、影像学检查和核素检查，评估原发肿瘤的范围以及是否有局部和远处转移，从而对患者的肿瘤作出的分期。临床分期是制定治疗方案的基础，只有准确进行临床分期，才能制定出适当的治疗方案。决定治疗方案时医生们会根据患者的具体病情考虑是先手术还是先选择其他治疗，如果首选手术治疗方案，还需考虑选择什么样的手术更适合于患者。医生也可以根据临床分期，大致判定患者的治疗效果。

37. 什么叫病理分期?

病理分期是通过手术切下来的肿瘤标本进行病理组织学检查，证实肿瘤的侵袭范围，并结合术前影像学检查作出的分期。病理分期是对临床分期的进一步确认，如果临床分期与病理分期有差异，则以病理分期为准。病理分期确定了肿瘤的浸润范围，是制定术后治疗方案的基础。如果病理检查发现肿瘤侵及淋巴结、邻近器官等，提示手术后容易出现局部复发或远处转移，因此，医生一般会考虑手术后加用化疗、放疗等。当然，也可以根据病理分期的结果，大致推断治愈率的高低，医生同时根据病理分期建议患者治疗后需要采取的**随访**方案等，病理分期的标准与临床分期标准是一样的。

38. 下咽癌是如何分期和治疗的？

下咽癌通常将Ⅰ期和Ⅱ期称为早期，Ⅲ期为中期，Ⅳ期为晚期。早期下咽癌通常选择手术或放射治疗，二者均可以保留喉功能，获得很好的治疗效果；中晚期下咽癌通常选择手术和放射治疗或同步放化疗加靶向治疗的综合治疗，部分患者可保留喉功能，部分患者需要修复下咽，治疗效果相对较差。

39. 哪些化验检查需要空腹？

患者到医院做血液化验前，负责采集静脉血的护士都要询问："吃饭了吗？是空腹吗？"；部分医院在抽血室和检验申请单上也有提示："患者抽血前应空腹"。

随着医学的发展，临床检验项目不断增加，截止到2013年我国批准的检验项目就有1000多项。各个医院根据临床诊疗的需求不同，开展的检验项目数量和内容也不同，但是基本的检验项目是相同的，包括几大类：血液、生化、免疫等（如血、尿、便常规检验，肝功能、肾功能、血糖、血脂、凝血相关项目、肝炎病毒等检验）。这么多的检验项目哪些必须空腹抽血？为什么？

临床生物化学检测项目中：肝功系列、肾功系列、血脂系列、血糖、离子及血液凝集等系列项目的检测，需要空腹抽血检测。

临床血液、尿液的基础检验项目中：血常规、晨尿常规需要空腹抽血或留尿检测。

临床免疫检测项目中：甲状腺功能相关的检测项目需要空腹抽血。

40. 为什么要空腹抽血？

（1）人在空腹时，机体处在相对的生理**基础代谢**状态，这个时间段抽血检验其测试结果能够准确反映机体真实情况，并且可排除饮食、药物等因素对检测的影响。

（2）多数人在早间运动较少，而经过进食、劳动、运动、工作等诸多相对运动量较多的因素影响下，可使一些化验指标发生波动，不利于测定结果的相对稳定和准确。人体生物周期的变化，某些项目指标因采血时间不同，变化较大，如皮质醇分泌高峰在早晨，下午至晚间则逐渐下降。血液基础检验中的血常规里的项目就是一天当中随着进食、活动等**基础代谢**的变化而波动，因此在同一时间测定的结果具有可比性，如果需要定期监测某个项目比较结果时，建议在相同的时间段进行检测的结果对比，另外与以往所做结果做比较时还要结合病情综合分析。

（3）若早晨验血前进食，尤其是吃了牛奶、豆浆、油炸食品、鸡蛋、糕点等食物后，食物消化后产生的大量**乳糜微粒**便会很快地吸收进入血液，此时的血液也会"浑浊"，医学上称为"**脂肪血**"。由于不少血液生化检查是通过标本颜色的变化来作出判断的，若血液因**乳糜微粒**而显得浑浊时，那么检验人员和检测仪器就很难观察分辨清楚，特别是在使用仪器做血脂测定时，"脂肪血"将影响测定的准确性。食用高糖食物两小时内可使血糖迅速升高，不能反映真实的血糖结果。因此在前一天晚间进食后到第二天清晨，空腹时间达 10 小时以上，身体内各种化学物质已达到相对稳定和平衡，此时抽血可得到相对稳定和准确的结果。因此，建议做生化相关项目检验时采用空腹抽血，但在特殊情况需要时也可以在清淡饮食后 6 小时采血化验，不过做血脂检验时，必须在餐后 10~12 小时方可采血。为了使某些验血项目检测的更精确，要遵循医嘱。

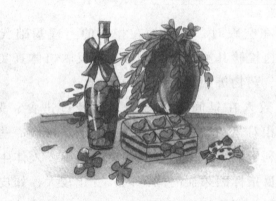

三、治疗篇

41. 什么叫综合治疗？

综合治疗是根据患者的具体的情况，如身体情况、病理类型、侵犯范围（病理分期）和发展趋势，合理地、有计划地应用现有的治疗手段，以期较大幅度地提高治愈率、延长生存期、提高患者生活质量。肿瘤的综合治疗并不是简单地将手术、化疗、放疗、生物治疗和中医药治疗等几种治疗方法进行组合，而是一个系统的治疗过程，是一个有计划、有步骤、有顺序的因人而异个体化治疗的综合，需要手术、放疗和化疗等多学科有效地协作才能顺利完成。综合治疗方案不是一个机械不变的模式，在具体诊治过程中，会随着诊断的逐步完善和疗效的差异等予以适当调整。

42. 下咽癌常见的治疗方法有哪些？

下咽癌常见的治疗方法是手术和放射治疗（烤电），治疗方案是根据病情（即病变的范围）选择一种或两种方法综合治疗，目的是提高治愈率，并尽可能提高患者的生活质量。如早期患者可选择单纯手术或放射治疗，中晚期患者可选择术前放射治疗（或同步放化疗），以控制肿瘤周围的亚临床病灶，从而提高肿瘤的切除率，进而延长患者的生存时间，提高生活质量；或术后给予放射治疗，以降低肿瘤复发率，延长患者的生存时间。另外，对无法耐受手术和放射治疗及治疗后复发且无法手术和放射治疗的患者，可考虑化疗、中医中药治疗或靶向治疗等以提高患者的生活质量。

43. 下咽癌的治疗原则是什么？

下咽癌的治疗应根据肿瘤的部位、病变范围及患者的全身情况制定合理的治疗方案，以期最大程度地提高有效率，并保全患者的喉功能。早期患者可选择单一治疗手段，以保全患者的喉功能，中晚期应坚持综合治疗，以提高患者的治疗效果。

（一）手术治疗

44. 什么叫根治性手术？什么叫姑息性手术？

根治性手术是指以力求达到根除疾病为目的的命名的外科手术，属于局部治疗手段，对不同恶性肿瘤实施根治性手术切除的范围都有具体规定，是恶性肿瘤外科治疗的标准术式之一。对于绝大多数早期恶性肿瘤患者通过根治性手术可以达到根治的目的。

但需注意的是，根治性手术并非都能达到根除肿瘤的目的，此外，某些早期癌症并不需要切除如此大的范围也能达到"根治"的效果，并能保留器官的功能。因此，患者及家属可参考医生的建议决定是否实施根治性手术或保留器官功能的手术。

姑息性手术是指以减轻患者痛苦、提高生活质量、延长生存期、减轻体内肿瘤负荷为目的切除原发病灶或转移病灶的手术。

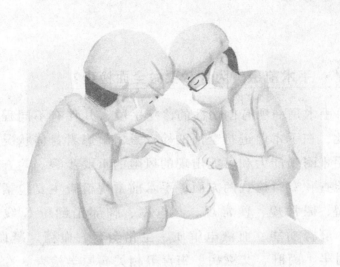

45. 什么是急诊手术、限期手术和择期手术？

外科手术根据疾病的危急程度分为择期手术、限期手术和急诊手术。

急诊手术是指需要在最短的时间内必须进行的紧急手术，否则会危及患者的生命，如肝、脾破裂导致出血的手术。

限期手术是指需要在一定限期内实施的手术。即外科手术时间不宜过久延迟，手术前也有一定的准备时间，否则会影响其治疗效果或失去治疗的有利时机的一类手术。如各种恶性肿瘤的根治性手术。

择期手术是指可以选择适当的时机实施的手术，手术时机的把握不致影响治疗效果，容许术前充分准备或观察，再选择最有利的时机施行手术。如对良性病变进行的手术、整形类手术等。

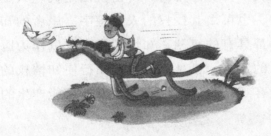

46. 手术前患者为什么要做全面检查？

外科手术是一项有创伤性的诊疗手段，并伴有不同程度的风险。因此，在手术前进行全面的检查是了解患者身体状况、疾病情况、手术耐受能力和可能出现的风险的重要步骤。检查一般包括常规检查和专科检查两方面。手术前常规检查主要包括：血常规及血型、尿常规、便常规、心电图、胸部正侧位 X 线片、超声检查、肝肾功能、血液电解质、**生化全套**、血糖、**凝血功能**、**乙肝两对半**、丙肝、艾滋病、梅毒等相关病原学检查。专科检查则要根据病变的部位进一步行影像造影、CT、MRI 等大型仪器设备的检查、**腔镜检查**、相关肿瘤标志物检查、细胞学检查、肿瘤组织**活检**或穿刺**活检**病理学检查。所有这些都是为了准确诊断，仔细制定手术计划，更好地完成手术，保障患者健康。

47. 术前需要履行哪些知情同意手续？什么人有资格签署手术知情同意书？

患者知情同意是患者对病情、诊断和治疗（例如手术）方案、治疗的益处及可能带来的风险、费用开支、临床试验等真实情况有了解与被告知的权利，患者在知情的情况下有选择接受与拒绝的权利。按卫生部要求应由患者本人签署知情同意书。当患者不具备完全民事行为能力时，可由其法定代理人签字；患者因病无法签字时，也可由其授权的人员签字。患者的知情同意选择权是每位患者都具有的权利，知情同意书可以作为医疗机构履行说明告知义务的证据，也是患者及家属行使知情权的证据。让患者及其亲属能客观认识诊疗目的、效果、可能产生的并发症及意外等情况，充分享有知情权。

在患者接受诊治的过程中，需要患者履行的知情同意手续包括以下几个方面：

（1）术前、术中知情手续：所有手术前主管医生会与患者进行术前谈话，并签署手术知情同意书，其内容包括术前诊断、手术指征、手术方式、可选择的诊疗方法及优缺点、术中和术后的危险性、可能的并发症及防范措施。术中置入身体的内置物（如吻合器、固定器等），术前谈话中会记明选择的类型；术中病情变化或手术方式改变时需及时告知患者家属并由被委托人在书面告知单上签名。手术的不确定因素较多，手术引起患者新的疾病甚至死亡的风险与疾病的治疗效果相伴相随。有时手术可能达不到根治疾病的目的，也达不到患者预期的理想状态，甚至使患者失去生命。手术风险具有不确定性、不可预测性等特征。

（2）如果在治疗中进行临床试验、药品试验、医疗器械试验及其他特殊检查、特殊治疗，主管医生将在治疗前向患者及家属告知相关情况，征求意见，由患者及家属签署同意检查、治疗的知情同意书。

（3）创伤性诊疗知情手续：对患者进行任何创伤性诊疗均需进行谈话告知并签署同意书；内容包括当前的主要病情、采取创伤性诊疗活动的目的及必要性、医疗风险、其他可选择的诊疗方法及优缺点、可能的并发症、注意事项及防范措施。

（4）麻醉知情制度：在进行麻醉操作前，麻醉医生会告知患者相关情况并由患者或被委托人签署同意书；告知内容包括术前诊断、麻醉名称及方式、麻醉风险、防范措施。

（5）输血知情制度：输血前主管医生会向患者告知相关情况并由患者或被委托人签署同意书；告知内容包括输血的目的、必要性、种类、数量、可能发生的风险、并发症及防范措施。

48. 手术前医生找患者谈话，患者及家属需要了解哪些内容？

手术前患者和家属最重要的是要解除思想顾虑，做好心理和生理各个方面的准备。患者及家属可以向主管医生或主刀医生咨询手术目的、麻醉方式、手术方式以及术中、术后可能出现的各种风险或不适等情况。同时配合医务人员的指导做好术前准备，术前因其他疾病服用药物的应向医生说明，以明确是否需要停药。

49. 为什么要签署知情同意书？

签署知情同意书是国家法律法规的要求，国务院颁布实施的《医疗机构管理条例》第33条规定："医疗机构施行手术、特殊检查或者特殊治疗时，必须征得患者同意，并应当取得其家属或者本人同意并签字；无法取得患者意见时，应当取得家属或者相关人同意并签字"。《执业医师法》第26条规定："医师进行实验性临床医疗，应当经医院批准并征得患者本人或者其家属同意"。

人的生命健康权是受法律严格保护的，个人身体所蕴含的生命和健康，只有自己有处置权，其他任何人无权处置。手术这种有风险性的医疗行为包含着对患者身体即健康权、生命权的处置。医生有手术技能，但又无权擅自处置患者身体，患者出于治疗疾病的目的，须授权医生为自己实施手术。手术知情同意书的签名正是患者对其身体支配权的外部表现形式。

50. 手术知情同意书中写了那么多并发症，是否都会发生？

并发症是指患者发生了现代医学科学技术能够预见但却不能避免和防范的不良后果，一般分为两种情况：一种是指疾病在发展过程中引起另一种疾病或症状，如消化道肿瘤可能有引发肠梗阻、肠穿孔或大出血等并发症；另一种是指在临床诊疗和护理过程中，患者因治疗一种疾病合并发生了与诊疗这种疾病有关的另一种或几种疾病或症状。外科手术并发症是影响手术效果极为重要的因素，也常常是损害患者健康甚至死亡的重要原因。手术知情同意书中写的并发症均是基于手术对组织器官损坏可能带来的病症，术中、术后是否发生并发症受多种因素影响，如每位患者的自身状况、疾病情况、医疗单位及医生的技术水平等都是影响并发症的因素。并发症发生的机率也受多种因素影响，如高龄患者手术并发症发生的机率就大于年轻患者。因此，并不是手术知情同意书中写的并发症都会发生，医护人员也在尽力减少并发症的发生。

51. 手术前患者为什么需要禁食、禁水？

所谓禁食、禁水，是指禁止吃食物和饮水。一般手术前都要求患者禁食、禁水，主要目的是排空胃内容物，避免术中、术后发生呕吐造成误吸。因为手术操作时刺激腹膜或内脏，某些麻醉药物可刺激消化系统，造成患者呕吐。而麻醉后，呼吸道的保护性反应已减弱，故呕吐物可误吸入呼吸道引起阻塞或吸入性肺炎。

正常人胃内物质排空需要 4~6 小时，当情绪激动、恐惧、焦虑或疼痛不适时，可导致排空速度减慢，因此成人一般在手术前 8~12 小时开始禁食，以保证胃的彻底排空。有些患者偷偷地瞒着医生和护士进食水，这是非常危险的，极易造成手术中**误吸**，甚至窒息死亡的严重后果。如果术前禁食、禁水时间不够或又吃了东西，则手术需推迟时间，甚至取消该手术。

52. 月经期患者能接受手术吗？

除非是急诊手术，否则月经期患者只能实施择期或限期手术。因为月经期患者脱落的子宫内膜含有较多**纤溶酶原激活物**，可导致血液中**纤维蛋白溶解系统**活动增强，容易出现出血量增多，增加了手术的危险性。此外，月经期患者抵抗力减低，增加了感染的风险；多数患者手术后需要卧床和留置导尿管，也增加了护理的难度。

53. 手术当天患者家属应该做点什么？

手术当天患者的直系亲属应该在患者进入手术室前到达病房陪伴患者，这对患者是一种安慰。在手术进行过程中，家属需在手术等候区耐心等待，不要离开，因为在手术中如果发生一些特殊情况，医生需要及时找家属商谈，并请家属做出决定。手术结束后，患者回到病房，在向手术医生和麻醉医生了解病情后，家属就可以按照医院要求留人陪护或由院方监护。

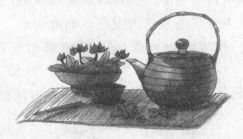

54. 手术前为什么患者需要做好心理准备？

手术前有些患者会产生焦虑、紧张、恐惧、不安及抑郁等情绪，可影响患者的睡眠、食欲等，导致患者健康状况下降，免疫功能减退，致使机体对病毒、病菌等的抵抗力降低，还可导致患者心率加快、血压升高等问题，这将会增加手术的风险及术后发生并发症的机率。因此，积极的情绪和良好的心理准备是保证手术顺利进行的首要条件。

55. 手术前一天为什么要为患者做手术区域皮肤准备？

皮肤是机体的天然防御线，手术会破坏此防御线而增加感染的机率。手术前进行皮肤准备的目的就是预防手术后切口感染。皮肤准备通常在手术前一天进行，皮肤准备的内容包括除去患者手术区域的毛发、污垢及微生物。此外，手术前一天患者还应修剪指甲、剃须、洗头、洗澡。小儿可以不剃体毛，只做清洗。

56. 下咽癌患者术前要做哪些检查？为什么？

下咽癌患者手术前必须进行全面的检查，主要包括以下几方面：

（1）纤维喉镜、胃镜、下咽食管造影检查。主要明确肿瘤的部位、大小和范围。**纤维鼻咽喉镜**可观察鼻咽、口咽、喉、下咽整个黏膜的病变，可以直观地了解到肿瘤外观；由于下咽下连食管，黏膜相互连续，而且20%左右的患者合并食管癌，因此必须同时进行食管镜或胃镜检查，了解下咽癌的下界和食管的情况。

（2）CT、MRI、颈部超声检查。主要了解肿瘤的侵犯范围、有无颈部淋巴结转移。由于下咽和喉的关系密切，病变发现时多数为晚期，常常侵犯喉部，这对患者术中能否保留喉功能至关重要，因此必须明确病变范围；而下咽癌颈部淋巴结转移广泛，多出现双侧转移，手术可根据影像表现选择颈淋巴结清扫区域。

（3）胸部 X 线或 CT。主要排除肺部转移。由于晚期下咽癌有转移至肺部的可能性，因此对于病变较晚的患者应进行常规检查，同时高危患者还应进行腹部 B 超、全身骨扫描等检查排除肝、骨等部位的转移。

（4）病理**活检**。一般和纤维喉镜同时进行，可根据肿瘤的病理分型选择合适的治疗方案，如低分化鳞癌应首先选择放疗。

完善上述检查后，外科医生对下咽癌术后缺损大小、是否需要修复或如何修复、术后患者能否说话、颈部淋巴结清扫范围才能做到心中有数。但最后病变情况需依靠手术中情况来确定，以制定合理的最佳手术方案。

57. 下咽癌患者术前应做好哪些术前准备？

首先，应进行术前检查及肿瘤相关检查，明确肿瘤的部位、大小、范围、颈部有无转移、有无合并其他部位肿瘤等，明确治疗方案。其次，患者应对手术治疗有一定认识，通过了解手术、术后恢复过程，特别是术后有气管切开、鼻胃管，呼吸、进食同术前有很大不同的应当树立信心积极配合各项治疗措施。再次，手术前应控制好基础疾病，如高血压、糖尿病等，将血压、血糖控制在正常范围之内；术前有口服阿司匹林、华法林等药物的应在停服 1 周后手术。最后，应遵医嘱完成常规的术前准备：如抗生素皮试，术前当晚及手术当天禁食等。

58. 患者在被接入手术室前应做好哪些准备?

准备接受手术治疗的患者除按医嘱做好**备皮**、禁食、禁水等准备外，在被接入手术室前还需注意做好以下准备：①将义齿摘下交给家属保管，以免术中脱落造成意外；将手表、首饰、发卡等摘下，以防止造成压疮及意外伤害；勿将钱及贵重物品带入手术室，以防遗失；②有以下情况时告知医护人员：发烧或月经来潮，体内有金属植入物、起搏器，对某种药物及消毒液有过敏史；③不要涂口红和指甲油，以免影响医护人员观察病情；若纹过唇，须告知医护人员；④患者在被接入手术室前应排空大、小便；身穿住院患者服（不穿任何自己衣物）入手术室。

59. 患者进入手术室后医务人员为什么要反复核对患者信息?

为加强对医疗机构的管理，指导并规范医疗机构手术安全核查工作，保障医疗质量和医疗安全，卫生部制定了《手术安全核查制度》，该制度的规范要求手术前进行核查工作。核查内容主要包括以下三方面：

（1）患者身份核对：医务人员通过核对姓名、科室、床号、病案号、腕带信息等确定患者的身份。对于可能服用镇静剂、听力障碍、身份无法确认的昏迷手术患者，可以通过核对其腕带上的姓名、病案号进行身份确认。

（2）手术部位核对：涉及有双侧、多重结构（手指、脚趾、病灶部位）、多平面部位（脊柱）的手术时，在患者接入手术室前，医生将对手术侧或部位进行手术标识。巡回护士接患者入手术间前，需进行手术部位标识的核对。

（3）一般情况的核对：如禁食、禁水情况，有无假牙、过敏史、既往病史情况，既往手术史等。

手术安全核查工作是由具有执业资质的手术医生、麻醉医生和手术室护士三方，分别在麻醉实施前、手术开始前和患者离开手术室前，共同对患者身份和手术部位等内容进行核查的工作。其宗旨就是要保证患者医疗安全。

60. 手术流程包括哪些？

患者接入手术室时要核对患者信息→在手术等候区等候，再次核对患者信息后进入手术间→进行输液、导尿等手术前准备→麻醉→实施手术→手术结束后如有需要进入麻醉恢复室或重症监护病房进行严密观察和监测，直至患者清醒、**生命体征恢复稳定**→安全返回病房。

61. 手术小组主要有哪些人员参加？

一般一台手术由主刀医生、2~3名助手、麻醉师、器械护士及巡回护士共同完成，如手术中需要射频消融、术中放疗等特殊治疗，还需要其相关医生及技术人员参与。

62. 主要的麻醉方法有哪些？

主要的麻醉方法有三种：全身麻醉（简称全麻）、局部麻醉（简称局麻）和椎管内麻醉。

每一种麻醉还有许多不同的形式和操作方法，麻醉医生会根据手术方式和患者自身状况选择最佳的麻醉方法。

63. 什么是全身麻醉？

麻醉医生可以通过呼吸面罩或气管导管给患者吸入全身麻醉药，也可以通过静脉途径给患者注射麻醉药。麻醉药物产生中枢神经系统的抑制，大脑不能从神经系统那里接受任何的疼痛信号，患者表现为暂时神志消失、全身痛觉丧失、遗忘、反射抑制和骨骼肌松弛。麻醉药物对中枢神经系统抑制的程度与体内药物浓度有关，并且可以控制和调节。全身麻醉期间，麻醉医生会使用各种设备严密监测患者的**生命体征**和各重要脏器的功能，适当调整麻醉深度。这种抑制是完全可逆的，手术结束后停止使用麻醉药物，体内残存的麻醉药物可以被代谢分解或从体内排出，患者的神志及各种反射会逐渐恢复。

64. 全身麻醉对大脑会不会有损伤？

常有患者问麻醉医生："全身麻醉会不会损伤大脑，影响智力或记忆力？"回答是不会的。目前临床使用的所有全身麻醉药其作用都是短暂的、一过性的，即停止使用后经过短时间的代谢分解，排出体外，其麻醉作用也会完全消失，更不会遗留中枢神经系统的任何伤害和不良反应。因此不必担心全身麻醉会损伤患者的大脑。

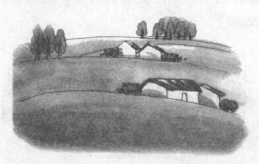

65. 什么是局部麻醉?

局部麻醉是将局麻药应用于身体外周局部神经时,只对躯体某一部位进行麻醉,使该部位感觉不到疼痛。局部麻醉也是完全可逆的,不产生组织损害。常用的局部麻醉有表面麻醉、局部浸润麻醉和神经阻滞麻醉。表面麻醉是将局麻药与局部黏膜(如眼黏膜、鼻腔黏膜、口腔黏膜等)直接接触,穿透黏膜作用于神经末梢而产生局部麻醉作用。通常所说的局麻主要是指局部浸润麻醉。局部浸润麻醉是沿手术切口分层注射局麻药,麻醉组织中的神经末梢而产生局部麻醉作用。神经阻滞麻醉不是把局麻药用于神经末梢,而是把局麻药注射于神经干(丛)旁,阻断神经的传导功能,达到手术无痛,常用的神经阻滞麻醉有臂丛神经麻醉和颈丛神经麻醉。

66. 什么是局麻强化麻醉?

有些可以在局部麻醉下完成的手术,由于患者会感觉到紧张、恐惧,甚至不配合,需要在局部麻醉的同时辅助基础麻醉。基础麻醉就是静脉应用一些药物使患者进入类似睡眠但非麻醉的状态,患者保留自主呼吸,对手术过程不知晓。手术过程中要求麻醉医生连续监测患者的心电图、呼吸、血氧等重要**生命体征**,掌握好用药剂量和浓度,同时要准备好急救设备,及时发现和处理一切异常情况。

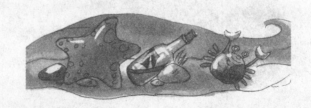

67. 通常所说的"全麻"或"半麻"指的是什么？

"全麻"即全身麻醉，手术中患者将完全失去知觉和痛觉，医生经静脉将麻醉药物注入患者的体内，在患者睡着后将气管插管插入，帮助患者呼吸，并吸入麻醉气体。"半麻"包括：硬膜外麻醉、腰麻（蛛网膜下腔麻醉和腰硬联合麻醉）。"半麻"下患者是清醒的，如果患者希望睡着，也可以给予镇静剂。

68. 什么是气管插管？会不会很难受？

全身麻醉后患者的自主呼吸消失，为确保患者呼吸道通畅，需要在患者的气管内置入一根气管导管与麻醉机相接以控制呼吸。气管导管通常从患者的口腔或鼻腔插入气管内，插管前麻醉医生会从静脉注射一些药物使患者意识消失、呼吸停止、肌肉松弛（临床上称为麻醉诱导），然后才行气管插管，所以患者对整个插管过程没有感觉，也不会感到难受。

69. 什么样的治疗需要麻醉？

任何可能引起疼痛的手术和检查均有必要进行麻醉。如所有外科、妇产科、耳鼻喉科、眼科、口腔科等各种大、中、小手术，以及胃肠镜检查及治疗、支气管纤维镜检查、膀胱镜检查及治疗、人工流产手术、分娩和介入治疗等均需在麻醉下进行。

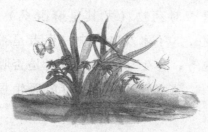

70. 麻醉会有什么风险吗?

麻醉的风险不仅与外科手术大小、种类、麻醉方法有关,而且还与患者术前的身体状况和并存的内、外科疾病有关。实施麻醉后会影响患者生理状态的稳定性,手术创伤和失血可使患者生理功能处于**应激状态**,外科疾病以及并存的内科疾病会引起不同程度的病理生理改变,这些都能增加麻醉的风险。因此"只有小手术,没有小麻醉"。麻醉医生的工作就是使这些风险降到最低,手术前会完善一些必要的检查和准备,把患者的身体调整到最佳状态,手术过程中会利用先进的仪器随时监测患者的**生命体征**,以保证麻醉安全。如发现由手术、麻醉或患者的原有疾病所产生威胁患者生命的问题时,会及时采取各种措施,维持患者生命功能的稳定。

71. 为什么麻醉医生术前要访视患者?

为减少麻醉手术后并发症,增加手术安全性,麻醉医生需要在手术麻醉前对患者的全身情况和重要器官生理功能做出充分的评估,评定患者接受麻醉和手术的耐受力,并采取相应的防治措施,选择适当的麻醉药物及方法,这都需要手术前对患者进行访视。麻醉医生在手术前需要了解的情况包括:①病史:患者是否有心脏病、高血压、糖尿病、气管炎、哮喘、青光眼等疾病;②过敏史:患者是否对药物(尤其是麻醉药)和食物过敏,过**敏反应**是否很严重;③手术及麻醉史:患者是否接受过手术和麻醉,有无不良反应等;④生活习惯:患者是否吸烟,每天吸几支烟,是否经常喝酒,睡眠好不好等。麻醉医生根据患者的不同情况制定相应的麻醉方案，同时向患者及家属解释有关的麻醉注意事项，回答患者提出的问题。签署麻醉知情同意书和决定术后镇痛方式也是在手术前访视时完成。总之，有效的手术前访视可以让麻醉医生对将要进行的麻醉做到心中有数，是患者麻醉安全的重要保证。

72. 麻醉医生为什么要了解患者的既往病史和目前的身体状况？

由于麻醉和手术会对人体的各项生理功能产生影响，所以麻醉医生要尽可能多地了解患者的情况。麻醉医生在手术中除了为患者解除疼痛、使其感到舒适外，同时要全程监测患者的各项生命体征，保证患者术中各重要生命体征平稳。麻醉医生必须熟悉患者的身体状况及既往疾病的治疗经过，这样才能为手术选择合适的麻醉方法和监护措施，并把目前的治疗延续到手术中。对病情的详尽了解有助于麻醉医生对麻醉、手术中发生的异常情况做出快速、准确的判断和有效的治疗。

73. 麻醉医生为什么要了解患者的吸烟史和饮酒量？

香烟和酒精对机体的影响很大，有时甚至超过服用药物的作用。由于烟、酒对人体的心、肺、脑、肝等系统会产生不同的影响，所以吸烟、饮酒可改变术中药物的作用。酒精依赖症的患者中枢神经系统对吸入麻醉药和静脉诱导药有较高耐受性。由此可见让麻醉医生了解患者吸烟、饮酒的情况是十分重要的。有些患者会有所保留地告诉医生自己吸烟及饮酒的数量，而麻醉医生只有充分了解患者的身体状况才能为患者提供安全的麻醉方法，所以患者、家属介绍真实情况非常重要。

74. 术前戒烟多长时间有效?

　　戒烟早期,有些患者咳痰量会增加,还有些患者出现新的气道反应性疾病或原有症状加重。戒烟早期还可能出现与尼古丁戒断相关的激动和焦虑症状(也就是烟瘾发作)。停止吸烟2天(至少12小时),吸烟产生的有害物质和尼古丁水平降至正常,机体由于吸烟导致的缺氧状态会有所改善,但研究表明,只有戒烟6~8周以上,手术后呼吸系统并发症才能显著降低。但癌症手术基本上都是择期手术或限期手术,往往不能等这么久才实施手术,至少在手术前2天戒烟还是应该能做到的,当然,彻底戒掉更好。

75. 手术前患者多长时间禁食、禁水?

　　绝大部分的手术都会要求患者术前禁食水,保持胃肠道的排空状态。这是因为手术麻醉诱导时患者肌肉处于松弛状态,这时胃里如果有食物和水,可能会反流到口腔、咽部,或返流到气管和肺引起**误吸**,威胁患者的生命安全,手术后肺炎的发生率也会提高。为了患者的安全,严格执行手术前禁食、禁水的时间和服药是相当重要的。

　　近年来术前禁食12小时的传统观念已经改变,因为这种方式不能确保胃部排空,还可能造成患者不必要的脱水和**应激状态**。目前,成人患者无误吸危险因素的指标为:禁食固体食物至少8小时;术前2小时禁饮;麻醉前1~2小时服用口服术前药。对特殊患者,例如有活动性反流或做胃肠道手术的患者,更严格的限制是必要的。

76. 手术前患者一直在服用的心血管药物（例如降压药、抗凝药、治疗心律失常的药）需要停用吗？

降压药及治疗心律失常的药物手术前不要停药，手术当天早晨也要继续服用，这样有利于手术中维持患者的循环稳定，降低手术风险。**围手术期抗凝药的应用有严格的要求**，要咨询主管手术医生和麻醉医生。

77. 患者可以选择麻醉方式吗？

可以。一些手术可以采用多种麻醉方法，麻醉医生在了解、分析手术要求和患者具体情况之后，将会选择一种合适的麻醉方法，告知患者并做必要的解释。如患者对某种麻醉有自己的看法，可以向医生提出，医生会考虑患者的意见并结合麻醉原则要求制定出安全、有效、舒适的麻醉计划。

78. 为什么要签署麻醉知情同意书？家属可以代签吗？

由于个体差异及合并疾病的不同，每个人对麻醉的耐受和反应都不一样，麻醉过程中可能会出现意外和并发症。任何麻醉都伴随着一定的风险，作为患者及家人，有必要也有权利充分了解麻醉存在的风险，这就是为什么手术患者都要进行麻醉前谈话并签字的原因。

原则上只要患者有一定的认知能力，那么患者的意愿永远是第一位的，应该由患者本人签署术前麻醉知情同意书，这是患者的权利。但如果家属和患者本人有良好的沟通，家属能够代表患者的意愿，患者本人又签署了委托协议，委托给某位家属，那么这位家属可以代签麻醉知情同意书。

79. 手术前患者特别紧张怎么办？

任何人接受手术治疗时都会紧张，这是正常的反应。消除患者的紧张心理是麻醉医生术前访视要做的一件事，访视时麻醉医生应向患者解释手术前、后的程序，患者也应放松心情，对有疑问的问题可向医生咨询以消除疑虑。患者家属应该配合医生做一些安慰工作，尽量减轻患者的紧张情绪。如果患者晚上不能入睡可告知值班医生，给患者服用一些安眠药物帮助睡眠。手术前充足的休息，保持良好的体力对手术和术后恢复很重要。

80. 术前化疗对麻醉有影响吗？

使用化疗药后会对身体各脏器产生毒性作用，主要表现为心脏毒性（心功能不全、心律失常、心电图改变等）、**骨髓抑制**、重要脏器功能损害（肝、肾、肺等）、**胃肠道反应**、**过敏反应**等，化疗药也会与麻醉药物产生相互作用，增加麻醉和手术的风险。不过不用担心，麻醉医生会根据患者的身体状态和所用的化疗药物制定相应的麻醉方案，以确保患者术中安全平稳。

81. 患者应该怎样配合麻醉和手术？

麻醉与手术能否顺利进行，除了医务人员的技术水平和认真负责的工作精神外，患者的配合也十分重要。

（1）要树立信心，相信医生，放松心情。过分紧张，睡眠不好，可使手术当天血压波动，影响麻醉和手术。

（2）要严格按照医生的嘱咐进行准备。对医生要讲实话，尤其是全身麻醉手术前，是否吃了东西，是否发热，女性患者是否有月经来潮等都应事先告诉医生，让医生考虑是否暂停手术，以免引起不良后果。

（3）进手术室前，要排空大、小便，戴有活动假牙的患者要取下假牙，以防麻醉插管时脱落，误入食管或呼吸道。不要把贵重物品带进手术室。

（4）不同的手术，不同的麻醉，所采取的体位不同。腰麻和硬脊膜外麻醉，需患者采取坐位或侧卧位进行穿刺操作，当医生和护士摆好体位后，不能随意移动或改变，如有不适或疼痛，可告诉医生，乱动会影响穿刺操作。

（5）有的手术要插导尿管或胃管，这些导管都会带来一些不适或疼痛，需要忍受，千万不能随意将导管拔出。

（6）非全身麻醉手术，患者在手术台上处于清醒状态，应安静闭目接受手术，不要随意和医护人员谈话，更不要胡乱猜疑医护人员的某些话，以免引起误会或枉背包袱。

82. 松动的牙齿或假牙对麻醉有什么影响吗？

如果患者有松动的牙齿或者假牙的话，在麻醉气管插管时可能会损伤到牙齿，导致牙齿脱落、牙龈出血，牙齿可能会掉入气管引起窒息。所以对于活动性的或能取下的假牙，术前要求全部取下，交家属保存。特别是前面的单颗假牙最好摘掉，后面的固定假牙没有关系，整口的假牙不用摘掉，戴着还可以保护牙龈，起支撑作用。明显活动的前门牙术前应请口腔科医生处理。

83. 部分下咽癌患者手术前为什么要先做气管切开？

由于下咽和喉相毗邻，部分下咽部的肿瘤往往侵及喉，或遮盖喉腔，如果经喉气管插管，不易暴露喉腔，或者将肿瘤细胞挤压脱落，术后再气管切开时，易导致气管造瘘口复发癌形成。因此，进行下咽手术时应先进行气管切开；另外，做气管切开术后伤口出血不至于引起**误吸**或呼吸道梗阻。

84. 气管切开后还能说话吗？

一般下咽癌患者手术时气管切开，手术后都能说话。此时的气管切开是预防性的气管切开，一般是在第 3~5 气管环进行，喉部的结构并不切除，因此术后康复后可堵管或拔除气管套管，恢复通气道，不影响说话，气管切开口 3 天左右可自身愈合。

85. 什么是气管造瘘？

气管造瘘是将气管断端与皮肤缝合，适用于肿瘤侵犯喉而无法保留喉功能需全喉切除的患者，气管造瘘后呼吸和进食分开，呼吸经造瘘口，进食经口，患者无法说话，但可以通过无喉训练获取发音功能。

86. 什么叫下咽癌联合根治术？

下咽癌联合根治术是以根治为目的同时对下咽癌患者施行下咽癌原发灶的扩大切除和颈部**淋巴结清扫术**。根据下咽癌原发灶的不同，切除的术式包括：梨状窝切除术、下咽后壁切除术、梨状窝部分及喉切除术、下咽部分及喉全切除术、下咽全切除+喉全切除+部分食管切除术+下咽-食管重建术，而颈部淋巴结的清扫（清除颈部的淋巴和脂肪组织，必要时清除相关的肌肉、神经和血管）术式根据原发灶及颈部淋巴结转移的情况选择不同范围的清扫方式，清扫方式包括全颈清扫和侧颈清扫，或根治性清扫和功能性清扫。

87. 什么情况下要做梨状窝切除术？

梨状窝切除术适用于肿瘤体积不大、尚未出现周围结构侵犯的梨状窝癌，如肿瘤位于梨状窝的外、后壁，或位于内壁但肿瘤比较表浅未侵及喉内结构。单纯梨状窝切除后局部可直接拉拢缝合，不需要气管切开，不影响患者说话，手术创伤较小。

88. 什么情况下需要做下咽后壁切除术？

肿瘤局限于下咽后壁，或仅侵犯少部分梨状窝外侧壁，且下界在食管入口上方时可考虑下咽后壁切除，单纯下咽后壁肿瘤切除后可不修复，直接将下咽黏膜和椎前组织直接缝合关闭咽腔，待其自然愈合。手术时一般需要气管切开。

89. 下咽癌患者在什么情况下可以切除部分喉？

当梨状窝癌侵及一侧喉，但尚未累及下咽环后区及食管时，在切除下咽肿瘤的同时需切除一侧部分喉方能达到根治，但对侧喉结构可以保留。该类患者手术时需要气管切开，术后一般可以拔除气管套管，术后可以说话，但有些患者由于手术后进食呛咳，需长时间或永久性带管呼吸。

90. 下咽癌患者在什么情况下可以做喉近全切除术？

当梨状窝癌侵犯喉内达声门下，但不超过 1.5cm；或肿瘤侵犯大半喉，但一侧声带活动正常时，在切除下咽的同时需将大部分喉切除，而仅保留一侧的杓状软骨方能达到根除肿瘤的目的，将残留的喉黏膜自身缝合成发音管通入咽腔。术后患者可以简单发音，气管永久造瘘。

91. 什么叫 Pearson 手术？

Pearson 手术即喉近全切除术，因 1980 年美国头颈外科教授 Pearson BW 首先报道这一术式而得名，在切除大部分喉后，利用残存健侧正常黏膜做成一气管-喉发音通道，从而使一部分无法行部分喉切除术的患者保留喉功能，术后可以获得良好的发音功能，避免进食呛咳，气管需行永久造瘘，维持呼吸道通畅，因此 Pearson 手术不属于喉部分切除术。

92. 哪些下咽癌患者需要做全喉及部分下咽切除术？

当梨状窝癌侵犯喉内过后联合，或声门下侵犯达 1.5cm 以上时；或者环后癌，但未侵及颈段食管时，切除受累的下咽同时需完成全喉切除方能达到根除肿瘤的目的。下咽部的缺损一般可以直接拉拢缝合；当下咽缺损范围较大时可考虑皮瓣修复，保持上消化道的完整和通畅。手术后患者经口进食，经气管造瘘口呼吸，即呼吸、进食两条通道，术后不会出现呛咳，但喉的语言功能丧失，患者康复后可通过无喉训练获得食管发音。

93. 食管有多长？怎么分段？

食管是上消化道最长的通路，上起自下咽下方的食管入口，下方以连接胃的贲门，全长 20～35cm，平均 25cm，管腔直径约 1.5～2.5cm，可分为三段：颈段、胸段和腹腔段，颈段食管与头颈关系最密切，自下咽下方至胸骨上切迹水平（脖子正中下方的骨性凹陷），全长为 4.5～6cm，下咽经梨状窝尖、咽后壁、环后区的环周黏膜向下移行至食管入口，即下咽与食管的分界，是一个生理性的狭窄，也是抑制食管反流的重要生理结构。下咽癌如向下侵犯至食管，则需要切除部分或全部食管。

94. 哪些下咽癌患者需要做全喉、全下咽及部分食管切除术？

当下咽癌进一步向下侵犯至颈段食管，但不超过胸骨上切迹时，则需要切除全喉、全下咽同时将受累的部分食管切除，肿瘤切除后下咽及食管的缺损一般不能直接关闭，需要利用组织瓣修复重建消化道，可采用胸大肌皮瓣、游离前臂皮瓣、股前外侧皮瓣及游离空肠修复。

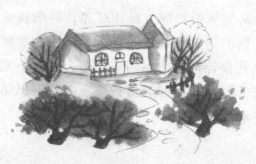

95. 哪些下咽癌患者需要做全喉、全下咽及全食管切除术？

下咽癌侵犯颈段食管位置较低，切除后在颈部无法得到安全切缘时，或下咽癌合并食管癌时，应选用全喉、全下咽及全食管切除，切除后把胃从腹腔经食管床拉至颈部与咽部吻合，重建消化道。视食管病变的情况该手术可采用颈、腹两切口或颈、胸、腹三切口，由于手术操作涉及颈、胸、腹三个重要的生理区域，因此手术创伤大，术后患者恢复慢，手术死亡率在 10% 左右。由于胃上提至颈部，与口咽、口腔直接相通，因此术后容易出现反酸症状，剧烈咳嗽容易出现食物反流、呕吐等症状。

96. 什么叫显微外科手术？

显微外科是借助光学放大工具，使用显微外科器械进行精细手术操作的一门学科。显微外科技术是 20 世纪 60 年代发展起来的一项新型外科技术，是组织移植、器官成形的保证，使头颈部软组织缺损患者改善外形和恢复功能成为可能。显微外科在头颈部应用范围很广，主要用于移植皮瓣、肌皮瓣、骨瓣、内脏瓣、神经移植等。

97. 下咽癌患者手术时为什么要切除病变侧的甲状腺？

因为梨状窝尖与甲状腺上极相毗邻，肿瘤较大时容易出现甲状腺的侵犯，同时下咽癌特别是环后和下咽后壁癌可经黏膜下淋巴管转移至气管食管沟及上纵隔淋巴结。因此下咽癌患者手术时应切除病变侧的甲状腺，同时清扫该区域的淋巴结，避免气管造瘘口复发癌的形成。

98. 什么叫颈部淋巴结清扫术？

颈淋巴结清扫术即根据颈部淋巴结的转移规律，将包含淋巴结在内的颈部脂肪组织一并清除的手术，必要时切除非重要的神经、肌肉、腺体及血管等组织。

99. 下咽癌患者为什么要行颈部淋巴结清扫术？

下咽癌颈淋巴结转移率较高，出现早，转移区域广泛，甚至出现双侧淋巴结转移，因此，当下咽癌出现颈部淋巴结转移时，应行治疗性颈淋巴结清扫术；临床检查没有发现淋巴结转移时应行择区性颈清扫术。如患者行放疗，治疗前淋巴结未转移或转移淋巴结很小，放疗后可不考虑清扫术。

100. 手术中是否需要输血？输自己家属的血是否更安全？

输血是一种治疗手段，术中输血是在出血量达到了输血指征，可以给予适量的血液补充。如果术中出血虽然不少但尚未达到输血指征，考虑术后恢复的问题，也可以给予适量输血。所以术中是否输血还得依照病情。通常情况下，失血量在自体血容量10%以下可不必输血；血容量减少在20%以下，也不必输血，可补充适量的晶体溶液或胶体溶液；当失血量占血容量20%~50%时，在补充适量的晶体溶液或胶体溶液的同时，可输红细胞压积为70%的浓缩红细胞，使患者体内红细胞压积达到35%；当血容量减少在50%以上时，除输浓缩红细胞、晶体溶液或胶体溶液外，还可适量输白蛋白、血浆或新鲜全血，必要时可输用浓缩血小板。

直系亲属不能相互输血是一个医学常识，只是很多人都被电视剧里演绎的亲属输血剧情所误导。《献血法》中明确规定，为保障公民临床急救用血的需要，国家提倡并指导择期手术的患者自身储备血，动员家庭、亲友所在单位及社会互助献血。对于亲友互助献血，患者会有一个误区，就是献血之后的血会直接给患者的直系亲属用。事实上，亲朋好友参加互助献血之后，血站会规避直系亲属间相互用血。因为有时亲属间（如父母与子女）输血后并发移植物抗宿主病的危险性比非亲属间输血的危险性要大得多。再者，很多人觉得自己的亲人平时身体看上去很健康，这并不能真正代表亲人身体真的健康，有些病症有很大的潜伏性，仅凭肉眼根本无法判别。因此，患者输血治疗应避免使用亲属提供的血液，亲属献血后可由血液中心调剂使用。

101. 麻醉恢复室是怎么回事？

麻醉后恢复室又称为麻醉后监测治疗室，负责对麻醉后患者进行严密观察和监测，直至患者的**生命体征**恢复稳定。恢复室紧邻手术室，以便于麻醉医生或手术医生对患者的观察及处理，如发生紧急情况也便于送往手术室进一步治疗。

手术与麻醉都会在一定程度上扰乱人体的正常生理，特别是对那些术前一般情况较差、经受了全身麻醉或大型手术的患者。手术后患者如存在麻醉未醒、呼吸循环功能不稳定等需要持续监护的情况，将被送入麻醉恢复室。麻醉恢复室内配备有专门的麻醉医生、护士及齐全的设备，能实施及时有效的监测和抢救，使患者顺利度过手术后、麻醉后的不稳定时期，保障患者的安全。

102. 全身麻醉结束后醒来时会有什么感觉？

一般全麻恢复时，由于麻醉药物的作用还没有完全消失，患者可能会嗜睡，可能会有伤口疼痛或咽部不适，留置导尿管者可能因为尿道受到刺激有想尿尿的感觉等。通常麻醉医生在术前访视时会嘱咐患者，如果手术后麻醉恢复时出现这样的情况如何配合医生解决不适。比如：如果有导尿管可以直接排尿；如果伤口疼痛医生可给予合适剂量的镇痛药。

103. 手术结束后会发生哪些事情？患者满足什么条件才能送回病房？

随着危重疑难患者施行复杂麻醉和手术的增加，手术的结束并不意味着麻醉作用的消失和主要生理功能的完全恢复，再加上手术麻醉期间已发生的循环、呼吸、代谢等功能的紊乱未能彻底纠正，麻醉后仍有发生各种并发症的危险。麻醉、手术后的患者仍需要由经过专业训练的医护人员在麻醉后恢复室进行精心治疗、护理，麻醉后常见的恶心、呕吐、疼痛、血压过高或过低等并发症才能得到及时处理。全麻患者必须在完全清醒（意识清醒、肌力恢复）后，并且各重要**生命体征**平稳才能送至病房。对于病情危重还需要手术后持续监护治疗的患者，必须送重症监护病房治疗。

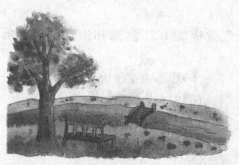

104. 什么样的患者需要到重症监护室监护?

重症监护病房又称为 ICU，是英文 Intensive Care Unit 的缩写，原意为加强护理单位。重症监护病房是利用各种各样的现代化设备及先进的治疗手段，如呼吸机、监护仪、输液泵、起搏器、冰毯、胃肠外营养等治疗手段，对各种各样的危重患者，进行非常密切的观察并用特殊的生命支持手段，以提高这些患者存活机会的一个特殊治疗护理病区。ICU 收治对象：原则上为各种危重的急性或慢性的可逆性疾病。主要包括：

（1）各种复杂大手术后患者，尤其术前有合并症（如合并心脏疾病、糖尿病、高血压等）或术中**生命体征**不稳定者（如循环呼吸不稳定、大出血以及手术创伤比较大可能出现并发症的患者）。

（2）心、肺功能衰竭的患者。

（3）各种类型的休克。

（4）有严重心律紊乱的患者。

（5）严重感染、败血症、感染性休克等**生命体征**不稳定的患者。

（6）器官移植术后。

（7）各类急性脑功能障碍危重期的患者。

（8）严重营养及水、电解质及代谢严重失衡者。

（9）各种原因心跳、呼吸骤停，心肺复苏后需进一步生命支持。

（10）其他危重症需 ICU 监测和治疗的患者等。

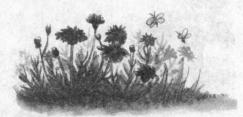

105. 下咽癌患者手术后有哪些常见并发症？

下咽癌患者手术后的常见并发症包括伤口出血、感染、咽瘘形成。早期的咽瘘出现在术后1周内，多由于术后反流、呕吐所致，而1周以后的咽瘘可能是由于伤口愈合能力欠佳，如营养不良、术前放疗等引起局部黏膜水肿坏死所致。咽瘘发生后应当探查瘘道，充分引流出感染坏死物，加强伤口换药，局部增加营养可促进愈合。

106. 颈部淋巴结清扫术常见的并发症有哪些？

（1）周围神经损伤：颈部有诸多神经，包括面神经下颌缘支、舌下神经、迷走神经、交感神经、膈神经、副神经、颈丛神经及分支等，出现上述神经损伤后就会有相应的症状和体征。如**颈淋巴结清扫术**是不保留颈丛神经及皮肤分支的，因此术后会出现耳垂、面、颈及肩的感觉麻木，术后随时间推移会部分恢复；而副神经损伤后则出现肩部抬举无力等，通过功能锻炼也可获得代偿；如损伤面神经下颌缘支则出现口角歪斜，舌下神经损伤后将出现伸舌偏斜等。

（2）淋巴漏：颈部及全身的淋巴引流在颈静脉角处汇流至颈内或锁骨下静脉，即颈根部，此处的淋巴管较粗大而且分支较多，极易出现淋巴漏。淋巴漏出现时表现为乳糜样引流液，故又称**乳糜漏**。**乳糜漏**量较少时可通过禁食、静脉输液后自愈，量较大时应当重新手术结扎，必要时开胸结扎胸导管。

（3）术后出血：颈清扫创面较大，术野内血管较多，术后躁动容易出现出血，时间多在术后的24小时内，表现为颈部皮肤隆起，局部出现淤斑，引流管堵塞，沿伤口处有渗血等，应立即手术探查止血避免影响呼吸。

（4）伤口积液：颈部术后创面内都放置引流管，引流量较少时可拔除，拔除后创面仍会有少量的渗液，一般可吸收，少数不吸收的局部形成囊性的液腔及积液，可抽液后局部加压包扎，数天后即可恢复。

（5）切口裂开、愈合不良：特别是术前放疗的患者，皮肤张力大、愈合能力差，如切口有张力则容易出现边缘坏死，伤口裂开。

（6）面部水肿：颈清扫术后由于脉管系统破坏导致术侧的面部淋巴、静脉引流障碍，因此会出现颜面部的肿胀，如果颈内静脉切除，会加重颜面部水肿，一般对患者术后生活没什么影响。如双侧颈内静脉均切除则可能导致颅内压升高，严重时可出现脑疝，应尽量避免，必要时可分期手术。

（7）气胸：较少见，一般是行颈根部清扫时切破胸膜顶导致，术中发现可直接缝合胸膜顶软组织，术后应视情况处理，必要时行胸腔闭式引流。

107. 下咽癌患者术后应注意哪些问题？

（1）下咽癌术后多数有气管造瘘或气管切开，因此应注意气管切开口护理，防止痰痂形成，堵塞气道。

（2）患者术后一般经鼻饲管进食，鼻饲的种类和数量应视患者的消化功能确定，鼻饲流质应少量多次，每天总量在2500~3000毫升；一般术后9~14天可开始进食，保留喉的患者可按软食-固体食物-液体食物的顺序依次进食，进食时应堵塞气管套管减少呛咳，在能正常进食后拔除鼻饲管。

（3）保留喉功能的患者在拔除气管套管前应堵管48小时观察有无呼吸问题，如日常活动无憋气，且进食无呛咳，可考虑拔除套管。

（4）全喉切除后的患者应注意气管造瘘口的护理，在术后1年内应佩戴全喉套管防止造瘘口挛缩。

（5）下咽癌患者术后发音功能障碍，家属应对患者耐心护理，同时准备合适的交流工具，如擦写板等。

108. 颈部淋巴结清扫术后应注意哪些问题？

（1）患者颈部手术后第1~3天可能会有体温轻度升高，一般不超过38.5℃，只需要对症处理即可。

（2）颈部手术后出现术侧的面部肿胀、耳垂及颈肩部感觉减退均属术后正常反应，不必紧张。

（3）术后应平卧24小时，避免侧卧位或颈部活动，以免颈部伤口出血。

（4）术后应保持引流管通畅，避免积血或积液。

（5）颈清扫术后有可能出现**乳糜漏**，因此术后3天应清淡饮食，避免油腻食品及牛奶的摄入，待颈部引流液明显减少、清亮后再正常饮食。

109. 术后患者躁动怎么办？

全麻手术后由于各种原因（药物的残余作用、疼痛刺激、导尿管刺激、术前过度紧张焦虑等）有些患者可能出现情绪波动、躁动不安，这时家属应该配合医务人员做好患者的固定工作，以防跌落或碰伤，同时尽量安抚患者，注意观察异常情况，及时告

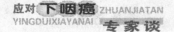

知医生护士，要有专人陪伴在患者身边直到完全清醒。

110. 患者术后恶心、呕吐与麻醉有关吗？

麻醉当中应用的一些药物会导致术后恶心、呕吐，女性患者发生机率要高于男性。同时部分肿瘤患者术中会在病变部位（盆腔或腹腔内）预防性应用一些化疗药物，这也会导致术后的恶心、呕吐。预防性的应用止吐药物会减少其发生机率，也会改善恶心、呕吐的症状。

111. 患者手术后家属需要做点什么？

为了减轻和消除手术给患者身心带来的创伤，使患者尽快康复，往往需要患者家属、亲友的配合及参与才能获得更好的效果，在以下几个方面患者家属都能积极发挥作用：

（1）心理支持：积极安慰和鼓励患者，认真倾听患者的倾诉，并给予支持和理解。帮助患者分散注意力，使患者放松情绪，可帮助患者按摩、锻炼、听音乐等。保持环境的整洁舒适，并始终陪伴在患者身旁。严格遵从医嘱，对有疑虑的患者给予心理疏导，讲解治疗的重要性。

（2）切口照顾：保持局部的清洁和卫生，避免伤口感染，伤口拆线前尽量避免碰撞挤压。发现伤口有感染、化脓、流血等情况时应请医护人员处理。

（3）各种引流管：对引流管要注意是否通畅，观察其引流量、引流液的色与质。在患者翻身或下床活动时应固定好引流管，防止其脱落。

（4）饮食方面：术后饮食应严格遵守医务人员的嘱咐。消化道术后等胃肠道功能恢复后，饮食初起应为流食、半流质饮食，如牛奶、稀饭、藕粉、红枣粥、肉汤等，继而是易吞食、易消化、营养丰富的软食，如面包、馄饨、面条等，配以肉、鱼、蛋、豆制品、蔬菜、水果等，对部分虚弱或胃肠功能不足的应采用少量多餐的方式。部分患者可根据需要给予**要素饮食**。

（5）早期活动：术后活动可以分床上活动和离床活动两种。床上活动主要是为患者翻身、拍背、按摩腿部或进行上下肢活动。为带有输液管或其他导管的患者翻身时，应保护好导管以免脱落，翻身后检查各导管是否扭曲、折叠，注意保持管道通畅。尽早离床活动可以增加肺的通气量，有利于气管分泌物的排出，减少肺部并发症；促进血液循环，防止静脉血栓的形成；促进肠蠕动恢复，腹部手术患者减少肠粘连；有利于患者排尿，防止尿潴留。但是，患者担心活动会使疼痛加重，甚至怕切口裂开。因此，应帮助患者消除顾虑，并协助其活动。离床活动应在患者的病情稳定后才进行，在护士或陪护家属的协助下，先让患者在床边坐几分钟，无头晕不适者，可扶着患者沿床缘走几步，患者情况良好时，可进一步在室内慢慢走动，最后再酌情外出散步。

112. 术后患者为什么会出现发热现象？

通常在手术后 3~5 天内，患者体温会有轻、中度的升高，通常在 38℃ 左右。这是机体对手术创伤的一种正常反应，一般不需要特殊处理。如果体温高于 38℃ 或患者对体温升高感觉不适，可给予温水擦浴、酒精擦浴、冰袋冷敷等方法进行物理降温。一般在手术 3~5 天后体温可以逐渐恢复正常。但如果术后体温升高持续不降或术后 3~5 天体温恢复正常后又升高，则有可能是发生了切口感染或其他并发症，医生会查找原因，并进行相应的处理。

113. 术后患者为什么要进行早期活动？

由于手术创伤的打击，精神和体力的消耗，加之有的患者也害怕起床活动会影响伤口愈合，一般患者手术后都愿意静卧休息。其实，早期活动可使患者机体各系统功能保持良好的状态，预防并发症的发生，促进术后身体的康复，那么早期活动有什么好处呢？

早期活动可以增加患者的肺活量，促进呼吸和肺扩张，可减少肺炎、肺不张的发生；促进血液循环，防止下肢静脉血栓形成；避免因肢体肌肉不活动而导致的肌肉萎缩；促进胃肠蠕动和排气，减轻腹胀和便秘；促进膀胱功能恢复，避免排尿困难；活

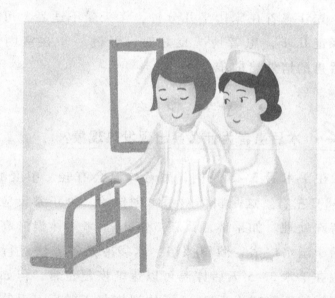

动还可以增进患者食欲，有利于身体康复。

手术后当天，患者即可在床上进行深呼吸、四肢屈伸活动及在他人协助下翻身，次日可在协助下床边扶坐，无不适可扶床站立，室内缓步行走。活动时要掌握循序渐进、劳逸结合的原则，逐渐增加活动范围和活动量，避免没有准备而突然站立。感觉头晕、心慌、出虚汗、极度倦怠时应及时休息，不可勉强活动。

114. 术后患者什么时候可以开始进食？

手术后饮食是否恰当关系到患者是否能够顺利恢复，手术后何时开始进食，采取何种饮食为宜，要根据患者具体情况而定。过早进食还有可能引起并发症，但进食过迟也是有害无益的。手术后进食时间是根据恢复情况而定的，可分为两种情况：

（1）消化道手术：如无胃肠切除、吻合或破裂修补，一般术后24~48小时禁食并保留胃管；第3~4天肠道功能恢复，肛门排气（俗称"放屁"）后，可按医嘱开始进少量流质饮食，然后逐渐增加至全量流质饮食；第5~6天开始进半流质饮食。对有胃肠吻合或有破裂口修补者，为慎重起见，应该把上述进食次序推迟1~5天进行。

（2）非消化道手术：应视手术大小、麻醉方式和患者情况决定开始进食时间。在局部麻醉下做的小手术，如手术后无明显恶心、呕吐、腹胀、腹痛等不适，可在手术后即进食。腰麻和硬膜外麻醉患者在手术后6~8小时，可随患者所需，给予饮食。全身麻醉者，应待麻醉清醒，恶心、呕吐反应消失后，方可进食。

115. 癌症患者术后多久能拆线，影响伤口愈合的因素有哪些?

手术后一般伤口愈合拆线的时间是：头面部 4~5 天，腹胸背部 7~12 天，四肢 12~14 天。有人担心癌症患者许多天不能进食会影响伤口愈合，实际上影响伤口愈合的因素有很多，包括：①年龄（特别是老年人，愈合速度会慢）；②伤口存在感染或污染；③患者合并贫血（出血性及慢性）；④营养状况（营养不良或肥胖、缺乏维生素 A 或 C、微量元素锌、铁或铜）；⑤合并其他疾病（如肝硬化、血管性疾病、糖尿病、慢性肺病、尿毒症等）；⑥药物史（特别是类固醇类和激素类药物）；⑦放射线及化疗；⑧缝合方法、引流、异物等；⑨饮食调养情况（烟、酒、辛辣饮食）。

116. 患者术后多长时间可以洗澡?

首先要看伤口的愈合情况，一般愈合良好，无红肿疼痛化脓等，拆线 3~7 天就可以洗澡了。洗澡时需注意水温适宜，不要用力揉搓伤口，伤口局部也不应浸泡时间过长，毕竟局部刚愈合

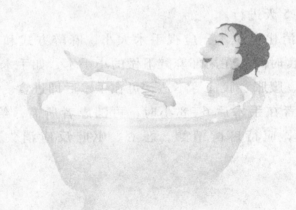

伤口皮肤较薄，且长时间浸水容易引发感染，一般主张采用淋浴的方式，避免盆洗或泡澡。其次，体弱的患者洗澡时需有人陪伴，且时间不宜过长。

117. 如果有了术后并发症，患者和家属应该怎么办？

虽然外科技术已日臻完善，大多数患者手术后都可顺利康复，但仍有少数患者会发生各种不同的并发症。总体上可将术后并发症分为两大类：一类为一般性并发症，即各专科手术后共同的并发症，如切口感染，出血和肺炎等；另一类为各特定手术的特殊并发症，如胃切除后的倾倒综合征、肺叶切除术后的支气管胸膜瘘等。

并发症是指某一种疾病在发生发展过程、治疗和护理过程中，发生了与这种疾病有关的另一种或几种疾病。《医疗事故处理办法》中规定的"难以避免的并发症"，是指诊疗护理过程中，由于一种疾病合并发生另一种疾病，而后一种疾病的发生是医务人员难以预料和防范的。这说明，一种疾病并发另一种疾病所导致的不良后果，并非由于医务人员的诊疗护理过失所致，因此不属于医疗事故。目前，我国法律对医疗损害的归责采用过错责任原则，即医疗机构及其医务人员只有在对医疗损害的发生存在医疗过错的情况下才承担民事责任，无过错即无责任。因此，出现并发症后家属应注意以下几点：

（1）对手术前签署的知情同意书要充分了解，因为这时医生对术后并发症会详细告知，患者和家属有了思想准备，出现并发症不会太意外和突然。

（2）向医生了解并发症的严重程度，做好物质上、心理上等各个方面的准备，并积极配合医生的治疗。

（3）相信医生，因为出现并发症后医生也会着急并积极处理，需要得到家属和患者的信任和理解。

（4）稳定情绪，不要对医护人员产生埋怨的情绪，因为并发症的处理和治愈仍然需要医护人员的努力，对需要外请会诊医生的会诊要积极配合。

118. 下咽癌患者术后身上带的引流管该注意什么？

要注意引流管不能打折、牵拉，确保引流通畅。当患者下床活动时，可以把引流袋用别针别在病号服外，但要注意的是，引流袋的位置要低于引流管口，避免引流液反流造成伤口感染。患者活动后回到病床，引流管要妥善固定，引流管的适宜长度以患者在床上能自由翻身活动不易拉出为准。

119. 下咽癌患者术后气管套管如何护理？

下咽癌术后暂时未拔除气管套管的患者，应注意气管套管的护理。

（1）保持气管套管周围清洁，随时擦净气管套管口周围的分泌物，同时每天更换气管套管处的纱布垫。

（2）气管套管的内套管可取出，煮沸消毒，每天3次，以预防气道伤口感染。

（3）平时尤其吃饭时应用干净纱布遮盖气管套管口，避免食物及其他异物进入气道内，引起呛咳或吸入性肺炎。

（4）固定套管的系带需系死扣，松紧度以通过一指为宜，并且随着颈部变化情况及时调整系带松紧。

（5）气管切开后，外界空气不再经鼻吸入，失去了鼻腔对吸入空气的加温、加湿、过滤等作用，过冷、过热或不洁的空气直接从气管切开处出入肺部，可刺激呼吸道黏膜分泌物的增加。因此，气管切开的患者室内应经常通风、洒水或使用加湿器，也可在气道口盖一层干净的湿纱布，防止痰液结痂。

（6）气管套管口内有血痂、痰痂时，勿用别针、发卡等物自取。视患者情况可进行下述操作：如患者出现气短或憋气时，首先将气管套管内芯取下进行刷洗；其次在气管套管内滴入少量生理盐水，湿润痰液，促进排痰。通过以上操作处理，少许或小的痰痂可自行咳出。如果不能咳出，应及时到医院由专科医生处理，必要时可在喉镜直视下取出。

120. 什么是清流食、流食、半流食和软食？

清流质饮食：是一种限制较严格的流质饮食，包括水、米汤、稀藕粉、果汁等。

流质饮食：是食物呈液体状态，包括稠米汤、豆浆、牛奶、菜汁、豆浆、清鸡汤、清肉汤等。

半流质饮食：是一种半流质状态，纤维素含量少，容易咀嚼和消化，营养丰富的食物，包括粥、面条、蒸鸡蛋羹、豆腐脑等。

软质饮食：是指质软、粗硬纤维含量少、容易咀嚼和消化的食物，包括软米饭、馒头、包子、面条和各种粥类。肉类应剁碎，菜应切细。蛋类可用炒、煮和蒸等方法。水果应去皮，香蕉、橘子、猕猴桃等均可食用。

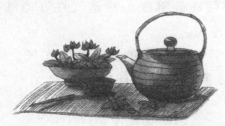

121. 下咽癌患者术后如何训练经口进食？

下咽癌患者部分喉切除术后无伤口感染，可在医生的指导下练习经口进食。因为水较固体食物更容易引起呛咳，因此应从糊状和半固体（如香蕉、面片等）食物开始练起。进食前深吸一口气，用手指堵住气管套管口，以便能憋住气，然后吞咽小团软食。每天多次、少量进食，然后逐渐过渡到半流食，再到喝水。通过耐心和坚持不懈的练习，绝大多数患者可以恢复正常饮食，拔除气管套管。

122. 佩戴气管套管的下咽癌患者日常生活中应注意什么？

下咽癌患者部分喉切除术后由于进食呛咳暂时不能拔除气管套管，或全喉切除术后需佩戴气管套管1年以上，在日常的生活中应注意以下几点：

（1）饮食上以软食、易消化食物为主，保证足够的营养；宜清淡，少油腻。禁烟酒，避免辛辣刺激的食物。食欲不好时，可少食多餐，不要勉强吃不喜欢的食物。

（2）禁止游泳。尽量洗盆浴，避开气道口。若要洗淋浴，可用毛巾盖在气道上，身体前倾，水就会沿着毛巾流下来，而不会进入气管口，引起呛咳。

（3）外出时可在颈部围一块透气性好的纱布遮挡气道口，以免灰尘或杂物进入。

（4）由于气管切开后，患者不能屏住气，应避免爬高或抬重物等体力活动，同时保持大便通畅。

（5）定期回院复诊。长期戴气管套管的患者，应警惕套管损坏，必要时应由医生换管。

123. 如何避免气管套管内痰痂形成？

气管切开或气管造瘘的患者，由于改变了呼吸的自然通道，缺乏鼻腔的加温、湿化及过滤作用等，空气直接进入气管和支气管，导致气管内分泌物增加，严重时导致气管套管内痰痂形成。因此，应注意以下几点，以避免痰痂形成。

（1）由于患者气管切开后气管直接和空气相通，因此每天损失水分约1000ml，因此输液或进食时应注意多补充水分。

（2）每天3~5次雾化吸入，稀释痰液。

（3）护理时应用1ml注射器定时滴入生理盐水，湿润气管黏膜。

（4）应用排痰药物，促进痰排出。

（5）在气管套管上方盖一层湿纱布，可阻挡灰尘、湿化空气，减少痰痂形成。

（6）每天清洗更换套管，特别是塑料套管容易结痂，必要时可增加清洗次数。

124. 全喉全下咽切除术后患者能否说话？

全喉切除后患者虽然不能正常发音，但通过手术改进、术后训练或佩戴电子喉等可获得简单的发音效果，达到交流的目的。通常采用的方法有：

（1）食管发音：利用食管内气体至口咽部构音，经正规培训后可正常交流，简单方便，可以参加食管发音培训班。

（2）电子喉：利用口腔内的气流变化感受发音，金属音较重。

（3）气管-食管发音：在手术过程制备一气管食管窦道，利用气管内的气流至食管内发音。

（4）手术过程中可安装发音钮，需要定期更换。

125. 什么叫食管发音？

食管发音是全喉切除术后将空气引入食管（包括胃），然后缓慢释放出这些空气，气流冲击食管入口处黏膜引起节段振动，由此而产生的声音经过构语及共鸣器官的作用形成食管语。简单说即饭后打嗝的声音，通常饭后打嗝是无意识的，而对于无喉患者来说，要学到有意识地将气体吸入食管，再缓慢释放，即可以形成食管发音。

126. 如何指导全喉全下咽切除术后患者发音？

全喉切除术后患者的正常言语功能培训是一个长期过程，很多医院每年举办全喉切除术后发音训练班，由发音质量较好的无喉患者任教，在食管发音方面积累了丰富的经验，近九成的无喉患者经训练后均可成功掌握，发音良好的占到七成。食管发音需要经过专业老师的培训，主要利用吸气、咽气、排气发生的过程发音。

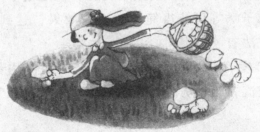

127. 什么叫气管造瘘口复发癌?

气管造瘘口复发癌是指全喉切除术后气管造瘘口或其周围出现的复发癌,由于气管造瘘口周围有颈总动脉、食管、气管、胸骨切迹等结构,因此治疗十分棘手。

128. 造成气管造瘘口复发癌的原因有哪些?

肿瘤复发的原因较复杂,就气管造瘘口复发癌而言,其原因可归纳如下:

(1)气管造瘘时气管壁应当有足够的安全界,特别是肿瘤侵犯声门下或气管时,同时切除病变侧的甲状腺并清扫该区域的淋巴组织。不能做到以上要求,就容易引起气管造瘘口复发癌。

(2)患者如行全喉切除,如无呼吸困难等表现时尽量不预防性行气管切开术;如必须行气管切开术时,气管切开应避免过低,以便原发灶手术时将气管切开的气管一并切除。

(3)术前行气管切开或声门下侵犯的患者应行辅助放疗。

129. 气管造瘘口复发癌分几型?

根据气管造瘘口复发癌的侵犯部位和范围,Sisson 将其分为四型。Ⅰ型:复发肿瘤位于气管造瘘口上方,下咽食管无受侵;Ⅱ型:复发肿瘤位于气管造瘘口上方,同时伴有下咽、食管的侵犯;Ⅲ型:复发肿瘤位于气管造瘘口下方,肿瘤侵犯食管及上纵隔;Ⅳ型:复发肿瘤向外侧侵犯,侵及颈总动脉或锁骨下动脉,通常至锁骨后方。只有Ⅰ型、Ⅱ型和没有大动脉侵犯的Ⅲ型可以再次手术，但总体治疗后的效果较差。

（二）放射治疗

130. 放射治疗是怎么回事？

简单来说，放射治疗就是利用放射线杀死肿瘤细胞的基本原理来治疗肿瘤。目前，用来治疗肿瘤的放射线主要有高能量的 X 射线、高能量的电子射线（β 射线）以及最常用来做近距离治疗的伽马射线（γ 射线）。这些射线进入到肿瘤内通过损伤肿瘤细胞核内的 DNA，导致肿瘤细胞死亡，从而达到治疗肿瘤的目的。

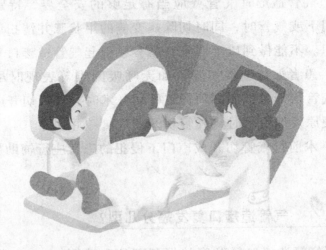

131. 放疗可取代手术治疗吗？

放疗和手术同属局部治疗方法，也是治疗局限性肿瘤最有效的手段。但由于肿瘤的病因极其复杂，每种肿瘤的生物学特点也不尽相同，各种治疗方法的疗效也有差别，有些肿瘤应以外科手术治疗为主，有些肿瘤应以放射治疗为主，有些肿瘤则以化疗为主。每位患者在被确诊时肿瘤的病理类型、分化程度千差万别，肿瘤的早、中、晚期也各不相同，所以，在决定治疗方案时需要综合考虑每位肿瘤患者的特点，分别采取不同的治疗方法，以求达到最佳的疗效。此外，患者的全身状况、求治意愿等对治疗方案的选择也有重要作用。因此，从整体上来讲，放疗取代手术的说法并不恰当。

放疗是目前治疗肿瘤的三大手段之一，单纯放疗能够治愈或者首选放射治疗的肿瘤有鼻咽癌、早期头颈部肿瘤、早期宫颈癌、早期前列腺癌等。鼻腔 NK/T 淋巴瘤也以放疗为主。

132. 放疗过程中会出现哪些身体反应？

放射治疗过程中，身体出现的反应有全身反应和照射局部反应两种。全身反应包括恶心、食欲下降、疲乏，有时候会导致血象的下降。局部反应则与照射部位有关，包括照射部位的皮肤反应，不能一概而论，具体病变不同，照射范围不一样，患者身体情况差异出现的反应也不一样，轻重程度也不一样。如照射头颈部会出现口干、口腔黏膜溃疡、吞咽疼痛；照射胸部可能会导致肺炎、气管炎、食管炎等；照射腹部会出现恶心、呕吐、腹痛、腹泻等症状。

133. 放疗的不良反应可以预防和减轻吗？

放疗的不良反应分为早期反应（急性反应）和晚期并发症，与照射的部位、剂量的大小、照射范围以及是否联合同期化疗有密切关系。

放疗不良反应与手术后会在皮肤上留下疤痕、接受化疗时会有相应的不良反应一样非常常见，是机体对外部刺激的一种正常反应，并不奇怪，不必紧张，也并不那么可怕。放疗科医生在给患者治疗时，除了追求最佳的控制肿瘤效果外，同时也会特别关注降低放疗不良反应、提高患者的生活质量。通常会采取先进的放射治疗技术，准确设定治疗范围，对正常组织加以很好的保护，使不良反应发生的机率和严重程度降至最低。在治疗过程中，也会给予相应的处理和支持治疗，减轻放疗的不良反应，以期保证绝大多数患者能够顺利完成放射治疗。

134. 用于治疗肿瘤的放疗技术有哪些？

用于治疗肿瘤的放射治疗技术大致分为常规放射治疗技术、三维适形放射治疗技术、调强放射治疗技术三类。

135. 常规放射治疗技术指的是什么？与三维适形放射治疗技术相比其存在哪些问题？

常规放射治疗技术，也叫二维放射治疗技术，已经应用了近 100 年，现在不发达国家以及我国的很多医院仍在使用。这种技术较为简单，直线加速器对其所产生的 X 射线的调控通过一对或两对准直器来实现，照射范围只能进行长和宽的调节，也就是说只能产生不同大小的长方形和（或）正方形**照射野**。而其定位技术也是采用常规模拟机，简单说就像拍胸部 X 线正、侧位片一样，将需要治疗的部位拍一张正面像和一张侧面像。在这两张定位片上，医生看到的肿瘤与周围组织的关系是由投影所构成的，真正的关系无法在放射治疗中体现，医生在这两张照片上将肿瘤和需要照射的范围画出来。但肿瘤生长的范围并不规则，而加速器产生的**照射野**只能是长方形或正方形，为了适应不规则形状肿瘤的治疗，放射治疗学家想出了用铅块挡掉不需要射线的方法。由于只能在正、侧位两个方向上对**照射野**进行修饰，所以称之为二维照射技术。从临床实践结果来看，常规放射治疗技术可以治疗肿瘤，但是在杀灭肿瘤的同时，大量的正常组织也受到损害，导致了相应的放疗并发症，有些放疗晚期并发症甚至非常严重，对患者生活质量的影响比较大。同时，由于肿瘤形状的不规则与正常组织（危及器官）有重叠，为了避免正常组织（危及器官）产生不能接受的并发症，有时不得不减少照射剂量，致使肿瘤组织无法获得足够的照射剂量而导致肿瘤局部控制率下降以及增加照射后肿瘤复发率。

136. 什么是三维适形放射治疗技术？与常规放射治疗技术相比存在哪些问题？

CT 模拟机以及相应的计算机技术的问世开创了三维适形放射治疗技术。所谓三维，就是通过 CT 模拟机扫描所需要治疗的部位，将获得的 CT 图像传输到治疗计划系统，在治疗计划系统中的 CT 图像上，将肿瘤和需要保护的正常组织一层一层的勾画出来，在同一层 CT 图像上，需要勾画所有的肿瘤组织和正常组织（这一过程通常被称作画靶区），对一个头颈部肿瘤来说，需要勾画的层面有上百层，每一层上又有好多种不同的结构需要勾画，需要医生花大量的时间才能完成。完成靶区勾画后，需要物理师重建图像，也就是利用计算机技术，把需要治疗的部位建成一个虚拟的人体图像，在这个图像上，可以从各个方向上观察肿瘤与正常组织的关系，有了空间的概念，所以称其为三维放疗技术。这个称呼还差了"适形"两个字，也就是说还需要做"适形"的工作，这就需要比二维放射治疗技术先进的加速器了。这种加速器控制 X 射线的设备由铅门准直器变成了多叶光栅，也就是说，加速器产生的射野形状使原来的只能是长方形或正方形变成了不规则的形状，这样就可以在三维方向上与本来就不规则的肿瘤（照射范围）形状相匹配了，再通过计算机计划系统算出各个照射野需要的照射时间和照射剂量。因此，这种技术被称为三维适形放射治疗技术。由此看出，三维适形技术比二维技术复杂、先进，但其对定位设备、加速器、放疗从业人员、治疗计划系统的要求大为提高。同时三维放射治疗技术由于适形度增加，使肿瘤能够获得所需的控制剂量，治疗肿瘤的疗效得以提高，对正常组织的保护也优于常规放射治疗技术。

与常规放射治疗技术相比，三维适形放射治疗技术是放射治疗的一大进步，但仍有一些缺陷。主要体现在以下几个方面。①通常把需要照射的范围划分为三个区域：肿瘤区域、肿瘤周围邻近区域和可能出现转移的区域。对这三个区域而言，需要照射的剂量是不一样的，三维适形放射治疗技术不能同时给予这三个区域不同剂量，所以需要分三个阶段来完成，而后一个阶段均会对前一个阶段产生影响，这种影响对肿瘤治疗和正常组织保护都是存在的。②三维放射治疗技术的照射野方向的确定，只能由物理师和医生根据肿瘤和正常组织的相对关系以及治疗经验来确定，选择的照射方向可能不是最理想的。

137. 什么是调强放射治疗技术？

近些年新开发的调强放射治疗技术能够解决三维适形放射治疗技术存在的两个主要问题。调强放射治疗需要高级计算机控制加速器的多叶光栅中的每一个叶片，在治疗过程中，这些多叶光栅的叶片可以独立运动，在一次治疗完成之后，可以同时给予不同区域所需要的不同剂量，这就是剂量强度调节，简称调强，适形在这个技术中是基本条件。有了能够做调强适形放疗的加速器，还需要解决**照射野**方向的问题，这需要功能强大的计算机计算系统，从各个方向上去计算，从中挑出最好的**照射野**方向，这叫逆向调强放射治疗计划，也就是说，医生先确定肿瘤治疗的剂量，让计算机选择治疗的最佳**照射野**的方向以及各个方向上最佳的剂量。由此可以看出，调强放射治疗技术比三维适形放射治疗技术要求更高，肿瘤所接受的照射剂量分布更加适形，更容易得到足够的控制剂量，同时对正常组织保护也更好，患者获益也更多。

138. 放射治疗的流程是怎样的？

放射治疗是一个系统工程，需要做大量的工作，一般把整个放疗过程分成三个阶段：第一阶段为准备阶段；第二阶段是放射治疗计划设计阶段；第三阶段是放射治疗的执行阶段。

准备阶段：确定肿瘤分期，明确肿瘤范围。做好放疗前准备工作，如头颈部放疗前需做口腔处理，肿瘤合并有感染者也需要控制感染，如全身应用抗生素或者局部双氧水漱口等。如果有其他影响放疗的合并症也需要先治疗纠正。

计划设计阶段：完成患者 CT 模拟定位，靶区勾画和放疗计划的计算，放射治疗计划的验证。

执行阶段：放射治疗开始执行，每周需要进行治疗位置是否正确的验证并对患者的肿瘤和正常组织进行检查，观察疗效，如有反应给予相应的处理。

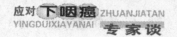
139. 什么是放疗计划设计？

简单地说，放疗计划设计就是物理师设定如何利用射线来满足医生规定的靶区和正常组织所接受的剂量要求的过程。

放射治疗计划尤其是调强放射治疗计划的设计是一个非常复杂的过程。需要从业人员有非常丰富的经验和先进的计算机计划系统。现在的计划系统大多是逆向设计计划，在强大的计算机系统的辅助下，制定出最优的计划，最大限度地满足对肿瘤照射剂量的要求和对正常组织的保护。

140. 放疗前患者需要做哪些心理准备？

放射治疗是一个相对较长的过程，患者在治疗前需要做的准备有以下几点：①需要患者树立起战胜疾病的信心，如鼻咽癌对放疗敏感，目前治疗效果非常理想，要相信在医生努力和自己的配合下，一定能够治愈。②需要患者调整好心态，有的患者得知自己患病后，非常恐惧，这样对治疗疾病百害而无一利。因此，在治疗前，一定要放宽心，坦然面对，积极配合治疗。③需要患者做好克服困难的心理准备，放射治疗过程中会出现一些不良反应，这是机体对外来刺激的生理反应，医生也一定会想最好的办法把不良反应发生率和严重程度降到最低，完全有办法完成治疗。

141. 下咽癌患者常选择哪种放疗技术？

放射治疗下咽癌以体外放疗为主。根据所采用放疗技术的不同又可分为常规放疗技术、适形放疗技术和调强放疗技术。

常规放疗技术在临床上应用已经有将近半个多世纪的历史，其主要是采用和透视机一样原理的模拟定位机对患者需要照射的部位进行定位、设野，然后在直线加速器上进行照射的一种过程。在我国，常规放疗技术已经普及，市、县级肿瘤专科医院以及三甲级医院一般都已经掌握。医疗费用较新的放疗技术便宜许多。

目前随着放射治疗技术的进步，有条件的患者可考虑用三维适形放疗技术或调强放射治疗技术进行治疗，虽然医疗费用高，但放疗的疗效要优于常规放疗，治疗相关的并发症也会降低。

142. 哪些下咽癌患者需要放疗？

治疗方案的确定受许多因素影响，包括肿瘤大小、部位、侵犯范围及临床分期、患者的全身情况、有无合并其他疾病、患者治疗的意愿，以及所在医院科室的专科优势等多种因素。

一般而言，早期病变（$T_{1 \sim 2} N_0$，临床分期属 I 、II 期），单纯手术和单纯放疗均可作为首选治疗手段，且疗效相近。但因下咽位置比较特殊，上通口咽，下接食管入口，前方与发音器官喉相毗邻，外科手术可能会造成进食和嗓音的改变，而放射治疗则能在保留下咽、喉器官完整性的基础上，将肿瘤及下咽癌容易发生转移的部位如双侧颈部淋巴结及咽后淋巴结充分包括在照射野内。因此，早期下咽癌的治疗以放射治疗占优势，但最终具体方案的执行应由医生和患者共同商讨后决定。对晚期病变，单一的治疗手段效果不佳，通常采用手术联合放疗的综合治疗，以进一步改善单一治疗手段的疗效。为保留功能，国外推荐同步放化疗，而大的三甲医院一直采用计划性的术前放疗，应根据患者的具体情况制定合理的综合治疗方案。

以下所罗列的情况，都可考虑采用放射治疗：

（1）早期病变，即 T_1、$T_2 N_0$ 病变，尤其是肿物向腔内生长者可首选放疗。

（2）可以手术的中、晚期病变，如 T_3、T_4N_{0-1} 的患者，如先做手术切除，则对患者功能的影响比较明显，为最大可能地保留功能，可先行手术前的放射治疗以缩小肿瘤便于手术切除，同时部分放疗敏感的患者则可以避免手术。

（3）如下咽癌先行手术切除，但手术后的病理检查如提示手术切缘不净、肿瘤残存，颈部转移的淋巴结直径超过 3cm、多个淋巴结转移、淋巴结包膜外受侵、周围神经受侵者，均要做手术后的放射治疗，部分复发风险较大的患者还要考虑同步化疗或靶向治疗。

（4）如病变太晚不能手术，也可以作放疗。放疗的目的是控制肿瘤生长、缓解症状、延长生存。部分放疗敏感的患者因肿瘤缩小明显，有可能手术切除，以达到治愈的目的。

（5）手术后复发的患者。

（6）如治疗前病理类型为低分化癌或未分化癌者，不论病期早晚，一般主张首选放疗。如放疗后仍有肿瘤残存、肿瘤一度控制后出现复发，此时可行手术切除。

143. 哪些下咽癌患者不适合做放疗？

并非所有的下咽癌确诊后都适合放射治疗，以下几种情况为下咽癌放射治疗的相对**禁忌证**：

（1）局部肿瘤严重水肿、坏死和感染。

（2）邻近气管、软组织或软骨广泛受侵。

（3）颈部淋巴结大而固定，且有溃破者。

（4）有明显的喉喘鸣、憋气、呼吸困难等呼吸道梗阻症状者。

这些情况下，并非绝对不能做放疗，而是放疗的敏感性不高、放射治疗较难控制，因此可以首选手术，术后再行放疗；如不能手术，则也可以考虑放疗，但放疗前应进行相应的处理，如控制感染、预防性气管切开等。

144. 下咽癌患者术后多长时间可以进行放疗？

下咽癌术后放疗的时间一般在术后 2~6 周内。此时间段，手术伤口已经完全愈合，患者创伤和全身情况得到恢复。放射治疗的目的是协助手术杀灭有可能残存的肿瘤细胞，改善手术的局部区域控制率。但对于一些局部区域复发风险较大的患者，如手术未能彻底切除肿瘤、颈部转移的淋巴结包膜有受侵，术后特别容易复发，此时应该尽可能快地进行放射治疗，一般术后 2 周伤口愈合即可开始放疗，最好放疗的时间不要超过术后 6 周。

145. 放射治疗下咽癌的照射范围有多大？

下咽癌具有沿着其表面黏膜或黏膜下扩散的特点，肿瘤的实际病变范围有可能超出临床检查包括影像学和纤维喉镜检查所见的肿瘤范围，同时下咽癌颈部淋巴结转移多见，因此下咽癌放射治疗的**照射野**（范围）比较大，不仅要包括发生肿瘤的全部下咽结构，还要包括其邻近器官，如口咽、部分鼻咽、喉、颈段食管等，以及容易发生淋巴结转移的颈部区域。

146. 放射治疗下咽癌患者通常用多大剂量？

临床常用的为常规分割照射技术，即每天放疗一次、每次剂量 1.8~2.0Gy，每周照射 5 次，直到治疗结束。如进行根治性放疗，则总剂量多为 70Gy，需要 7 周的治疗时间；如术前放疗，则总剂量一般为 50Gy，需要 5 周的治疗时间；如术后放疗，则总剂量多为 60Gy，需要 6 周的治疗时间。如果肿瘤切除不彻底，则还要增加一定的剂量，使总的剂量达到 66~70Gy 的范围。

晚期下咽癌可以考虑改变分割方式，即将每天一次的放射治疗改为每天两次，可以在一定程度上提高放疗对肿瘤的局部区域控制率，而且远期并发症无明显增加。

为减轻放疗过程中急性皮肤反应、黏膜反应以及口干、颈部纤维化等远期并发症的发生率，有条件的单位（经济条件好的患者）可考虑使用调强放射治疗技术。

147. 放射治疗对患者的着装有什么要求吗？患者应注意什么？

为了减少对照射区域皮肤的摩擦和刺激，建议患者放疗期间穿柔软宽松、吸湿性强的纯棉类内衣；避免穿粗糙及化纤类衣物，以减少照射区域皮肤的摩擦和刺激。头颈部接受放疗的患者，上衣最好穿无领开衫，不要穿硬领衬衫，男士不打领带，便于穿、脱和保护颈部皮肤。

148. 头颈部放疗前为什么要拔除坏牙？

鼻咽癌以及头颈部肿瘤放射治疗照射的范围大，剂量高，尽管现在调强放射治疗技术对正常组织能够进行较好的保护，但与肿瘤邻近的结构无法避免部分接受高剂量照射，这些结构受到高剂量照射后，会在治疗后比较长的一段时间出现晚期的损伤，其中颌骨（尤其是下颌骨，通常所说的长下牙的骨头）有可能出现放射性坏死，这种骨坏死除了与接受照射的剂量相关外，还与是否有坏牙以及放疗后过早进行坏牙和颌骨的处理相关，因此，为了降低和避免放射性骨坏死的发生，在放疗前需要将口腔内的坏牙先拔除。

149. 头颈部放疗对头发有什么要求？

包括鼻咽癌在内的头颈部肿瘤，治疗时需要用一个面罩进行固定，以保证治疗体位准确和重复性好。头发尤其女性患者的长头发在定位时如果拢在一起放在脑后，会出现每次治疗时位置不一致的情况，所以，通常要求女性患者在治疗前将长发剪成短发。男性患者，就要注意避免在治疗过程中修剪头发，由于治疗过程需要 2 个月左右，所以建议男性患者在定位前将头发适当修短，在治疗期间就不要再修剪头发了。对其他部位的肿瘤的放射治疗，头发无特殊要求。

150. 合并有糖尿病的患者会增加放疗的风险吗？合并有糖尿病怎么办？

糖尿病是一种常见病，许多患者在诊断癌症时已合并有糖尿病，有的已经有几年糖尿病病史了，有的是初次发现患有糖尿病。那么，糖尿病会影响放疗疗效吗？会增加放疗的副作用吗？

一般不会影响放疗疗效。首先，糖尿病是能控制的，很多患者患有糖尿病多年，但一直控制很好，即使是初次发现患有糖尿病，也有办法把血糖控制在正常范围内。所以，合并有糖尿病的癌症患者不必担心。

合并有糖尿病的患者的正常组织对放疗要敏感些，可能放疗反应要稍微重一些。医生在治疗过程中会密切观察患者的反应，给予积极的处理，保障患者能够顺利完成治疗。

有血糖仪的患者，可以增加监测血糖的次数和频率，及时了解血糖控制情况，并告诉医生，协助控制好血糖。

151. 癌症患者放疗期间出现合并症怎么办?

有些癌症患者可能会合并有其他的疾病，如心脏病、高血压、甲亢、糖尿病等，这些合并的疾病多是常见病，并不奇怪，发生合并症的癌症患者也不必紧张，这些疾病都有办法控制。只有得到良好控制的合并症，才不影响癌症的放射治疗效果。治疗中医生会关注这些疾病的控制情况。患者也不要忘记服用治疗合并症的药物，并及时向医生反应变化情况。

152. 头颈部放疗有什么后遗症?

放射治疗能够杀死肿瘤细胞，治愈某些癌症，但放射线必须穿过正常组织才能到达肿瘤细胞；很显然，放射线肯定会同时损伤正常组织，产生一定的后遗症或副作用，这点不奇怪，也不可怕。

那会有什么样的后遗症呢？它的发生与哪些因素有关，可以预防和避免吗？或者可以减轻它的程度吗？

头颈部放疗常见的后遗症主要有口干、张口困难、颈部变硬、面部肿胀、放射性龋齿等，这些情况比较常见，他们的发生与放射治疗剂量密切相关。在现代放疗条件下，这些后遗症的发生机率都明显下降。张口困难、颈部变硬能够通过锻炼使其不发生或者程度减轻。

当然，有些晚期患者，肿瘤组织与重要器官关系密切，不能达到控制肿瘤的放射剂量，但有些重要器官也会受到一定的损伤，如影响视力，脑组织损伤记忆力下降，脑干和脊髓也可能出现损伤而导致比较严重的后遗症。当存在这些情况时，医生会与患者交流，告诉可能发生的后遗症，在控制肿瘤和减轻后遗症两个方面都做充分的考虑，选择合适的治疗方案，以达到最好的治疗结果。

153. 放疗后皮肤和黏膜反应需要持续多久？

照射部位涉及到皮肤和黏膜的放疗，如头颈部肿瘤的放疗，放疗期间及放疗后患者通常会出现皮肤反应和口腔黏膜反应，在放疗结束时可能是比较严重的时候，放疗结束后还会持续多长时间呢？

有两个非常重要的因素会影响这个时间：①黏膜溃疡的范围和深度。放疗结束时如果黏膜溃疡范围较大，疼痛比较明显，如果是Ⅲ度的黏膜反应，持续的时间会在 2 周以上。②是否合并同时的化疗。现在局部晚期鼻咽癌放疗时大多合并同期化疗，同期化疗的第三疗程通常在治疗的最后 3 天才完成，治疗结束时其对黏膜的损伤还尚未完全体现出来。另外，放疗同期合并化疗的患者黏膜的反应程度比单纯放疗重。所以，同期放化疗患者在治疗结束时可能最严重的黏膜反应还未表现出来，在治疗结束后 2 周仍然是比较严重的时候，一般需要 1 个月甚至更长的时间才能好转，在这段时间里，需要和治疗期间一样注意口腔黏膜和皮肤的护理。

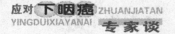

154. 放疗期间如何保护患者照射区域的皮肤？

放疗期间可通过以下几方面保护好照射区域的皮肤：①要保持照射野皮肤清洁、干燥，减少物理及化学性的刺激；可用清水温和的清洗；不要用碱性肥皂，更不能按摩和用力揉搓；避免使用酒精、碘酒、胶布及化妆品；避免冷、热敷的刺激；②充分暴露照射部位的皮肤，不要覆盖或包扎，如出现瘙痒，不要抓挠，避免人为因素加重反应程度，医生会根据具体情况指导用药。③当皮肤出现脱皮或结痂时，请不要撕剥；剃毛发时，使用电动剃须刀，避免造成局部损伤。

155. 什么是放疗增敏剂？

决定肿瘤放射治疗疗效的因素非常多，其中，很重要的一点是肿瘤对放射治疗的固有敏感性，也就是说肿瘤本身对放射线敏感还是抗拒。尽管肿瘤放射敏感性与肿瘤可治愈性不是完全相等的一回事，通常来讲，放射敏感性差的肿瘤局部控制率差，局部控制不好，肿瘤转移的机会也增加，总体疗效会下降。

放射治疗医生和放射生物学家一直在努力解决如何预测肿瘤的放射敏感性和如何增加肿瘤的放射敏感性这两个问题。

能够增加肿瘤放射敏感性的物质叫放射增敏剂，真正意义上的放射增敏剂是单独应用时对肿瘤没有杀伤作用，联合放疗应用时能够增强放疗对肿瘤的杀伤作用。目前，最有效的增敏剂是氧气，尽管大气中有丰富的氧气，但要利用它来增加肿瘤的放射敏感性仍然比较困难，目前还没有一套成熟和实用的方法来利用它。放射生物学家和核辐射防护学家发现了一类药物也能够增加肿瘤的放射敏感性，目前临床上常用的有甘氨双唑钠。放疗增敏剂联合放疗能够增加肿瘤放射敏感性，提高肿瘤局部控制率。临床上还有应用化疗药物来增加肿瘤放射敏感性，但化疗药物不是真正意义上的放疗增敏剂。

156. 什么情况时需要用放疗增敏剂？

放疗对肿瘤局部的控制效果受多因素影响，与肿瘤的大小、肿瘤的血液供应情况、肿瘤的生长环境和肿瘤的对放射线敏感性有关，还与肿瘤的生长方式（外形）有关。一般来讲，肿瘤体积大、肿瘤血液供应差（具体可在 CT 或核磁上显示有肿瘤坏死，或者淋巴结中心坏死、周边强化）、肿瘤呈浸润性生长等情况，肿瘤对放射线敏感性较差。另外，还有些肿瘤标志物能够部分反映肿瘤对放射线的敏感性，如**表皮生长因子受体**高表达等。在这些情况下，可以考虑使用放疗增敏剂。

157. 放疗增敏剂有什么不良反应？使用放疗增敏剂有什么要求？

目前常用的放疗增敏剂有甘氨双唑钠，其副作用不多，相对比较安全，常见的副作用为皮疹和瘙痒，发生率比较低。放疗增敏剂要求在放疗前使用，一般要求在放疗前 1~3 小时从静脉输入，然后开始放疗，通常控制在放疗前 1 小时内。

158. 什么叫同步放化疗？

同步放化疗，是在放疗同时采用化疗，其目的是在现有疗效的同时希望进一步提高疗效。

需要指出的是，同步化疗在增加放疗疗效的同时，也增加不良反应的发生及严重程度。其中包括放疗中的急性反应，如皮肤和黏膜的反应；同时放疗后的并发症也增加，表现为部分患者在治疗后的一段时间内仍然有吞咽困难、吞咽疼痛等不适，严重者不能进食需要插胃管补充每天的营养。另一个常见的并发症为化疗独有的毒性反应，如血象下降、肝肾功能损伤、顺铂特有的耳毒性等。

早期患者不需要同步放化疗，单一的放射治疗即可得到较为满意的疗效，只有中晚期病变，即临床分期为Ⅲ、Ⅳ期的患者才考虑同步放化疗。当然即便晚期，也并非所有的患者都需要同步放化疗，必须是符合一定指征的患者才可考虑同步放化疗：一般情况较好，血象、肝肾功能正常，无严重的其他内科疾病如糖尿病、心脏病，年龄最好不超过70岁。

159. 同步放化疗通常选用的化疗药物有哪些？

目前，临床上针对下咽癌常用的同步放化疗药物主要为单药顺铂，其用药剂量国内外有一定差别。国际上主张根据患者的身高、体重计算出体表面积，按照 $100mg/m^2$ 的剂量给药，一般3周给药一次为一个周期，在放疗的第1天、22天、43天用药，均在放疗前给药。但是国内相当一部分患者对标准剂量的顺氯氨铂（DDP）不能坚持，所以临床上应根据患者的具体情况做适当调整；同时也可考虑每周1次的DDP用药方案，但剂量降低为 $40mg/m^2$。

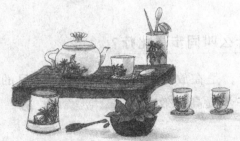

160. 什么是热疗？什么情况下需要做热疗？

简单地说，热疗就是通过各种加热技术和方法，使肿瘤组织温度升高到一定程度，达到杀死肿瘤细胞的目的。现在局部热疗的方法主要是微波热疗仪。

热疗有局部热疗、区域热疗以及全身热疗。热疗主要的作用机制是利用热能使肿瘤细胞的蛋白质变性，肿瘤细胞丧失功能而死亡；同时，研究还表明肿瘤内乏氧细胞对热疗比较敏感，而对放疗比较抗拒，放疗联合热疗可以提高乏氧细胞的杀死率。热疗通常需要和其他治疗如放疗和（或）化疗联合应用，才能较好地提高疗效，如鼻咽癌最常用的是局部热疗，主要用于有较大颈部淋巴结转移的患者，与放疗联合应用，促进淋巴结消退，提高肿瘤的控制率。所以，对于颈部有较大淋巴结转移的患者，淋巴结质地较硬，以及 CT 或核磁提示有淋巴结坏死的患者，放疗联合热疗获益较多。

161. 皮肤破了还能做热疗吗？

热疗的实现需要通过热疗的加热装置与皮肤接触，才能传导热量到肿瘤组织。皮肤破损后，局部的皮肤对温度敏感性会变差，感受不好加热温度的高低，容易造成局部皮肤和软组织出现损伤。因此，皮肤破了一般不宜做热疗。

162. 热疗和放疗怎么配合？

单纯用热疗治疗肿瘤的疗效比较差，热疗需要和放疗或化疗联合应用，以期获得最好的疗效。热疗在放疗前、后做都行，一般热疗和放疗间隔要求小于 1 小时。

由于肿瘤细胞对加热有耐受能力，也就是说在接受一次热疗后的一段时间内，再次做热疗会没有疗效或者疗效明显下降，为了去除肿瘤细胞热耐受对治疗疗效的影响，两次热疗间的间隔需要在 48 小时以上。因此，热疗一般每周 2 次——周一和周四，或者周二和周五，与放疗或化疗配合使用。

163. 热疗在治疗下咽癌中的作用如何？

热疗用于下咽癌的治疗，主要是用于颈部转移淋巴结的治疗，而且多是和放疗结合在一起的，尤其是对较大的淋巴结放射治疗较难控制时。放疗过程中合理有效地利用热疗，不仅可以增加肿瘤的消退速度及消退率，而且可以明显延长放疗对肿瘤的控制时间。

164. 下咽癌患者放疗前应该注意哪些问题？

（1）口腔牙齿的处理：放疗前要常规进行口腔处理，拔除严重的龋齿和断根，积极治疗口腔内感染；注意口腔卫生，饭后漱口，坚持含氟牙膏刷牙。

（2）内科合并病的处理：对合并有高血压、糖尿病、甲亢等内科疾病者，放疗前应在内科专家指导下积极治疗，使相应指标恢复正常后才考虑放射治疗，不然不仅放疗中的反应明显加重、而且放射治疗的疗效也受影响。

（3）戒除烟酒：因为下咽癌的发病不仅和嗜好烟酒有直接相关，而且在治疗过程中继续抽烟、喝酒者，放疗的并发症不仅明显加重、而且疗效也受到明显影响。

（4）加强营养，注意食物多样化，高蛋白、高纤维素、高维生素、低脂肪均衡饮食。在饮食方面除主张禁忌刺激性食物外，一般无特殊禁忌。

165. 下咽癌患者放疗中应该注意哪些问题？

（1）保持体表画线的清晰，可以保证放疗过程的精确性和重复性。

（2）下咽癌术后放疗的患者，多数带有气管套管，应给予特殊处理：①放疗前应将金属套管更换为塑料套管或硅胶套管。放疗结束后待放疗反应消退再将塑料套管或硅胶管换回金属套管。因金属气管套管对放射线有反射作用，会导致局部放射剂量分布不均；②注意每天清洗内套管。取出套管后用3%双氧水浸泡消毒5~10分钟。戴内套管时，将痰液吸净，置入内套管后将活门锁好，以防脱出。气管套管外口用大纱块覆盖，大纱块两边有带相连方便佩戴，定期清洗。用无菌纱布垫套管，每天更换1次，保持纱布垫清洁、干净，保持气管造口周围皮肤干燥、清洁，预防感染。放疗期间注意套管内的痰量、颜色、性质，并根据情况随时调整套管消毒的次数；③保持气管套管及呼吸道的通畅，发现有呼吸困难的，随时检查气管套管及呼吸道内有无堵塞或压迫情况，及时清理分泌物，以防止痰液干燥后附于气管内壁形成结痂，堵塞呼吸道；④放疗中如出现痰液黏稠不易咳出或刺激性咳嗽明显时，可在医生指导下进行雾化吸入。

（3）放疗过程中，保持体位不要移动，呼吸要均匀，尽量避免吞咽。

（4）保护**照射野**内皮肤：**照射野**内皮肤禁用肥皂、酒精等刺激性物品，忌粘贴胶布和冷热刺激。**照射野**内皮肤可外涂皮肤防护剂。涂防护剂要求在放疗前 2 小时应用，防止防护剂阻隔射线，放疗后再涂抹 1 次防护剂。若皮肤有破溃，可外用促进伤口愈合的药物如金因肽（重组人表皮生长因子喷剂）、氢地油（复方丁卡因凝胶）等，也可按外科换药法给予换药，保持清洁、预防感染，直至愈合。结束放疗时，也应继续保护放疗部位皮肤，洗澡时用清水清洗，软毛巾蘸干，皮肤色素沉着让其自然消退。

（5）饮食上应根据放疗反应的出现及时调整：放疗的前 2 周内一般无太大的不良反应，此时可维持正常的进食；2 周后出现放射性黏膜炎，则以软食、流质为主，如不能进食或进食困难者，患者放疗中体重下降较为明显者，则要考虑鼻饲提供营养、或静脉高营养。

166. 下咽癌患者放射治疗过程中会出现哪些不良反应？

放射治疗的近期副作用主要发生在照射区域内，全身的副作用少见。放疗和化疗同步进行时，可伴有全身症状。通常放疗的副作用可以耐受，放疗医生在设计治疗计划时，会考虑到肿瘤周围正常组织的最大耐受剂量，设计合理的照射野，应用最新和合理的放疗技术，以减少副作用的发生。

下咽癌放射治疗的不良反应根据出现时间，分为急性放疗反应和晚期放疗反应。

急性放疗反应是指在放射治疗过程和治疗结束后 1 个月内出现的任何不适，其中包括：

（1）急性放射性腮腺炎：一般出现在放疗的第 1~3 天，主要表现为一侧或两侧的腮腺区肿胀、疼痛，无需特殊处理，随着放疗的继续进行，这种反应会消失，但个别严重者局部皮肤红、肿、胀、痛，且皮温增高伴有发热，此种情况下应及时应用抗生素。

下咽癌出现此种放疗反应的机率并不多，因为**照射野**仅包括了腮腺区域的极少一部分，但对于病变范围广泛、**照射野**较大时，则这种反应的机率相应增加。

预防措施：在放疗的前几次不吃任何可能导致唾液分泌增加的食物（如辣椒、带酸味的水果、饮料）。

（2）急性黏膜反应：**照射野**内的正常黏膜受到一定剂量的照射后，可表现为程度不一的充血、水肿、糜烂或溃疡，患者表现为口腔、咽喉肿痛、吞咽困难、声音嘶哑等；放射性黏膜反应一般在治疗2周后出现，常伴有味觉改变、唾液变稠。

处理上主要是对症处理，在保持口腔卫生的同时，可采用含麻醉剂的含漱液，促进黏膜愈合制剂；严重者可使用抗生素、激素治疗；进食困难者，可进行鼻饲或静脉营养。

（3）放射性皮肤反应：一般在放疗2周后出现，表现为皮肤瘙痒，以后随着放疗的进行，在放疗的第5周以后，部分患者会出现**照射野**内皮肤的局部溃破、渗出、疼痛等。放射性皮肤反应的严重程度不仅与放疗剂量有关，还与患者有无内科并发病有关。如患者同时有糖尿病、甲亢、高血压等基础病，则其放疗反应明显加重。因此放疗的下咽癌患者，基础病的处理同样很重要。

处理措施：对于Ⅰ度放射性皮肤反应（即干性皮肤反应，皮肤无溃破）患者最多有局部瘙痒的感觉，一般不需特殊处理，如果瘙痒明显可用3%薄荷淀粉局部使用。Ⅱ～Ⅲ度皮肤反应（即皮肤湿性反应，局部皮肤表现为大小不一的浅表溃破、有渗出）患者表现为局部疼痛，此时需要积极处理：局部涂用复方丁卡因凝胶，也可用促进表皮生长的药物。局部要求暴露，尽量避免衣领等对颈部**照射野**内皮肤的摩擦，忌搔抓，忌暴晒。

（4）口腔干燥、味觉障碍：由于唾液腺、味蕾在照射过程中受到一定程度的损伤而导致口腔干燥、味觉障碍的发生。随着放疗的结束及一段时间的恢复，味觉障碍基本可以恢复正常，但口腔干燥一般不会恢复到正常水平，但随着时间的延长，其程度会逐渐变轻。

应对措施：需随身携带水壶漱口或饮用，避免口腔太干而造成不适，也可在水中泡制一些养阴生津的中药如金银花、麦冬等，如有条件者也可用人工唾液漱口剂来润口。

（5）喉水肿：一般在放疗后 6 个月消退。超过 6 个月仍持续存在的喉水肿，应警惕有肿瘤残存或复发的危险，应紧密**随访**，必要时**活检**证实。但应考虑到**活检**有可能导致周围喉软骨坏死的危险。

167. 下咽癌患者放疗后有哪些远期放疗反应？

下咽癌患者的晚期放疗反应主要有以下表现：

（1）面颈部水肿：一般在放疗后 1 个月出现，其特点是局部不红、不热、不痛，水肿可随体位而变化，早晨起床时较重，活动后水肿减轻，这种情况一般在水肿发生后数月开始缓解，半年至一年左右肿胀可自行消失。其原因主要与放疗后颈部淋巴回流不畅有关，尤其是术后放疗的患者，手术侧的面颈部水肿会表现得更为明显，一般无需特殊处理。日常生活中注意颈部的功能锻炼。个别严重者，会引起呼吸困难，此时需请专科医生特殊处理。

（2）颈部皮肤、软组织纤维化、脖子变细，以脖子的功能锻炼为主，严重者可在医生指导下试用 γ-干扰素治疗。

（3）吞咽困难、咽下疼痛：单纯放疗后因吞咽困难而需要胃造瘘者为2%~7%，术后放疗患者出现的机率为16%，同步放化疗的发生机率更高。

168. 放疗过程中为什么要进行中期疗效评价？

肿瘤放射治疗的疗效与以下几类因素有关系，第一类是肿瘤本身的因素，比如肿瘤病程的早晚、肿瘤生长方式、破坏了哪些结构，与重要的组织（如脑干、脊髓、眼睛、视神经）等的关系，肿瘤对放射治疗和化学治疗的敏感性等。第二类是患者因素，比如患者的身体强壮与否、年龄、有没有合并症、能不能耐受放射治疗。第三类就是治疗相关因素，比如治疗的位置准确与否、剂量是否足够，另外就是放射治疗是否有调整的可能。

影响疗效的几类因素中对一个的患者来说，这三类的前部分基本上是固定了的。那就看在放射治疗本身上有哪些可以影响疗效的因素，简单地讲影响因素有3个，即总剂量（控制肿瘤需要的剂量）、分次剂量（每天照射多少剂量）和总的治疗时间（治疗天数）。一般来讲，放射抗拒的肿瘤分次剂量大一点的效果要好些，当然不能无限大，太大了会伤及周围正常组织。

怎样判断肿瘤对放射治疗抗拒或是敏感，现在还没有精确的办法在治疗前就测定出肿瘤对放射是否敏感，有些方法可以提供些参考。如肿瘤治疗了一段时间，根据肿瘤缩小的情况可以帮助判断是否敏感，为了保证调整及时可行，中期复查就显得非常重要了，在放射治疗4~5周时进行中期检查，能够帮助确定是否需要调整单次剂量，甚至能够提前判断治疗结束时是否有可能有肿瘤残存，是否需要增加照射剂量。

还有的肿瘤在治疗前非常大，而且对放射治疗比较敏感，从每周一次的体格检查中能够初步看出来，这种情况更有必要进行中期疗效评价，甚至更早些时候的疗效评价。根据具体情况做适当调整，可以帮助医生更加准确地照射肿瘤，更好地保护正常组织，使患者得到更好的疗效和高品质的生活质量。

169. 放疗期间如果机器坏了，放疗中断会影响疗效吗？

肿瘤放射治疗的安排是周一到周五连续治疗 5 次，周六、周日休息，这是有计划的安排。这样的安排有几个好处：①肿瘤组织受到连续 5 次的放射治疗后，能够累积足够的杀伤作用。②休息两天，正常组织的损伤得以修复，正常组织的修复能力和恢复速度比肿瘤组织要强和快，休息两天再开始新的一轮治疗。③在休息的两天内，治疗的机器得到很好的检修，保证良好的性能。

治疗中要尽可能地避免治疗的中断，要避免一切不是计划需要的治疗中断，尤其是口腔反应重的时候。为什么呢？主要是非计划的中断治疗，会导致总的治疗时间的延长，这种治疗时间的延长会导致肿瘤局部控制率的下降，主要原因是肿瘤有这样一个特性：在肿瘤细胞杀死到一定程度时，肿瘤细胞会出现比原来生长速度更快的情况，医学上叫肿瘤细胞的加速再群体化，以前叫加速再增殖，从字面上就能理解成肿瘤细胞生长更快了。这个时间点大多在放疗开始的第 21 天以后，而这个时间也是患者出现口腔黏膜炎，引起咽痛，影响进食或者其他副作用出来的时候，有的患者希望能够停一停放疗，待症状减轻点再治疗，但医生的建议是，不要中断放疗，在积极处理这些副作用的同时，坚持按计划完成放疗，以保证疗效。

加速器也有出现故障的时候，特别是夏天，加速器故障率会增加；有时候会赶上国庆、春节等长假，这些都有可能导致治疗的中断，为了避免这些情况导致的非计划性治疗中断，医院可以采取机器小故障当时修，中等故障不过夜，大故障周末和节假日加班等办法，把对患者治疗中断的影响降到最低，以确保治疗质量。

170. 下咽癌患者放疗过程中为什么要下鼻饲管或胃造瘘？

下咽癌患者放疗过程中由于放射性黏膜炎的出现，患者会因显著的局部疼痛而影响进食和休息，引起体重降低和血红蛋白下降，不仅严重影响患者的生活质量，而且影响治疗的顺利进行、甚至中断放疗，从而最终影响治疗效果。为了保证治疗的顺利进行、减轻患者的痛苦，避免进食和吞咽对黏膜的损伤和刺激，推荐在放疗前或放疗中插鼻饲管饮食或经皮胃造瘘置管饮食，尤其以后者为佳。经皮胃造瘘置管安全、方便、损伤小，既能避免进食和吞咽对黏膜的损伤和刺激，又能有效地利用消化道补充充足的营养，保障放疗的顺利进行。

171. 患者在放疗期间外出应注意什么？

因照射区皮肤非常敏感，尽量避免强烈的阳光暴晒，患者在外出时应注意防晒（戴帽子、遮阳伞）；天气寒冷外出时请注意保暖。放射治疗后照射区域的皮肤会比以前脆弱得多，需要长期呵护。

172. 照射区域的皮肤可以贴膏药吗？可以热敷吗？

照射区域禁忌贴膏药，否则在揭去膏药时会造成局部皮肤的破损，严重的话可能不得不中断放疗。

患者放疗期间，其照射区域的皮肤是不能热敷的，因为皮肤的**辐射损伤**表现与灼伤有相似之处，热敷将会加重皮肤的损伤。

173. 颈部放疗的患者能戴围巾吗？

放射治疗区域的皮肤最好的护理方式是暴露。尽量不戴围巾，如果冬季去户外时，可以临时使用，并且要选择非常柔软的、丝滑的围巾，回到室内后就不要戴围巾了。

174. 照射区域皮肤会有哪些变化？

放疗期间，照射区皮肤因射线影响会出一定的放疗反应。其反应程度与照射剂量、照射面积、部位及个体差异等因素有关。一般在放疗开始2~3周出现，接受治疗范围的皮肤会变红，其变化和晒太阳后反应一样：皮肤出现干燥、发痒、轻微红斑，毛发会有脱落。随着放疗继续，症状会逐渐加重，如色素沉着、**干性脱皮**、红斑区皮肤疼痛；部分患者发展为皮肤皱褶处出现湿性脱皮。不过不用担心，在放疗开始前，医护人员会介绍照射区皮肤保护的相关知识。

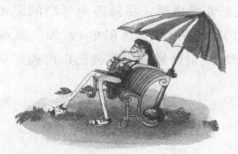

175. 患者在放疗期间可以洗澡吗？

如果病情允许，放疗期间是可以洗澡的。但要注意水温不能太热，且要选用温和无刺激的浴液。照射区皮肤不要用力搓揉，保持清洁、舒适，维持皮肤完整性。

特别提醒注意：医生在放疗定位时，会用皮肤墨水在患者的皮肤上画上标记线，以确保每次放疗定位的准确性。所以这个标记非常重要，一定不可以擦掉！如果标记变浅或模糊，请及时告诉主管医生，由医生再标画清晰，切勿自己尝试描画。

176. 放疗期间口腔黏膜反应有什么表现？

当放疗引起的口腔黏膜反应出现后，患者会感觉口腔干燥、味觉改变，食物咀嚼吞咽不顺；随着照射剂量逐渐增加，部分患者会出现口腔溃疡和疼痛。由于唾液分泌少，口腔自洁能力下降，容易发生龋齿及口腔感染。因此，放疗期间对于口腔黏膜的护理主要目标是维持口腔黏膜完整，预防龋齿发生，维持最佳营养状态。

177. 患者出现口腔黏膜反应后应注意什么？

（1）维持口腔清洁：经常用清水或淡茶水漱口、湿润口腔，注意水分补充；保持室内相对湿度；患者在每次进食后要漱口，清除口腔内食物残渣，保持良好的口腔卫生，预防感染和龋齿发生。

（2）维持口腔黏膜完整，减少刺激：患者的饮食宜细软、易咀嚼和吞咽；避免坚硬和刺激性食物；刷牙最好使用细小柔软的牙刷；酒精和烟草会刺激口腔黏膜，应避免饮酒和吸烟。

178. 头颈部放疗期间患者饮食上应注意什么？

（1）放疗开始的 7～10 天内，饮食宜清淡、无刺激，避免酸、甜的食物和饮料，以减少唾液分泌，减轻腮腺反应症状。

（2）当口干症状出现时，饮食以细软、易咀嚼的软食和半流食为主，饮水或汤类有助于吞咽。吃些生津止渴、养阴清热的食品果蔬；可以配合中药饮片如胖大海、菊花、麦冬、洋参片等泡水饮用。

（3）当有咀嚼或吞咽疼痛的时候，宜吃煮、炖、蒸等易咀嚼吞咽的半流食，如粥、蛋羹、面片及糊状食品；将鱼、肉（或肉松）、蔬菜等搅碎加入其中食用。建议少食多餐，可以吃顺口味的零食；奶酪、酸奶、冰激凌等清凉食品也是不错的选择。

179. 放疗期间口腔疼痛影响进食怎么办？

（1）医生会根据患者的情况，给予治疗口腔溃疡的药物，从而达到保护口咽黏膜、消炎止痛、促进溃疡愈合的作用；雾化吸入可以使得口咽湿润、舒适。

（2）按时服用医生给的镇痛药：含有止痛效果的漱口水在患者进食前含漱，可以减轻进食不适症状。放疗结束后口腔反应症状会逐渐好转。

（3）如果患者口腔反应较重也不要担心，医生会通过静脉输液给患者补充机体所需的营养和能量。

（4）口腔、咽部、颈段食管部位接受放疗的患者，建议患者尽早采用鼻饲或胃造瘘饮食，以弥补经口进食困难造成的营养不足。

180. 肿瘤患者在放疗后的日常生活中需要注意什么?

肿瘤患者接受治疗后的日常生活中应注意以下几点：①保持良好的心态和积极的生活态度，相信自己能够康复和彻底战胜肿瘤；②保持良好的生活习惯，正常作息，不过度疲劳；③坚持适当锻炼，强度以不感到累为原则；④加强功能锻炼，比如头颈部肿瘤患者治疗结束应该练习张嘴、转头；⑤定期到医院进行复查。

181. 放疗期间对服药和饮水有什么建议?

（1）放疗期间应多饮水，每日最好在 3000ml 以上，有助于体内代谢废物的排出。可以将水果、蔬菜榨汁饮用。

（2）进餐及服药前、后，饮少量温水润滑口咽和食管，以免药物或食物粘贴咽部或食管表面。吞咽片剂有困难时，可以将药片研成粉剂后用水冲服。

（3）如果正在服用某些药物（包括中药和保健品），要向主管医生汇报，放疗开始后是否需要继续服用，应听从放疗医生的建议。

182. 头颈放疗会引起脱发吗?

头颈部患者，接受放疗范围内的毛发会有脱落，通常在治疗开始 1~2 周后逐渐出现；因病变部位、采用的照射技术和个体差异，脱发的表现也不尽相同，大部分脱发只是暂时的不用担心。一般治疗结束后毛发会逐渐生长，但也会有部分患者照射区域头发不再生长。

183. 放疗期间为什么要经常称体重？

头颈部放疗的患者由于疾病本身以及放、化疗反应，而影响进食或进食质量明显下降，首先表现的是患者体重下降。患者体重下降可能预示着营养摄入不足，有可能导致贫血、低蛋白血症等，直接影响治疗效果；另外，体重下降对治疗的精度也有较大的影响，特别是做调强适形放射治疗的患者，要求的精度非常高，体重下降导致固定效果变差，也会影响治疗效果。所以，如果出现体重下降，患者应该注意饮食结构，不能只吃素和淀粉类食物，这样会使情况恶化。

184. 放疗期间可以进行体育锻炼吗？

放疗期间患者可以参加体育锻炼。每个人的喜好、和身体状况各异，应根据自己的身体条件和爱好进行适当的活动，不建议在治疗期间进行剧烈的运动以及不利于治疗的活动。

185. 放疗结束了照射区域内皮肤还要保护吗？

放疗引起的皮肤色素沉着不需特殊处理，但是放疗结束后照射区域内的皮肤还是要进行保护的。放射治疗所引起的皮肤损伤，在放疗结束后会逐渐恢复，但是需要时间。恢复时间的长短根据患者病变的情况、对医生建议的依从性等不同，并且个体差异也较大。一般情况下，在局部皮肤的颜色恢复正常前都应该注意保护。

186. 接受放疗期间的患者能和亲人接触吗？

肿瘤不是传染病，不会传染给周边的人。体外照射的放射线以及后装放疗的放射线也不在患者体内存留，更不会发生辐射污染。接受放疗的患者可以和亲人接触。而且，和亲人在一起会让患者感受到亲切，让其充满温暖，增加战胜疾病的信心。

187. 放疗和核辐射相同吗？

生活中经常会听到核辐射这个词，比较熟悉的有第二次世界大战期间在日本广岛和长崎爆炸的原子弹造成的核辐射，2011 年发生在日本福岛核电站泄漏产生的核辐射，以及前苏联切尔诺贝利核电站爆炸事件导致的核辐射。这些核辐射事件导致了很多人死亡，存活者中许多人后来患了肿瘤，并造成了严重的环境污染。这些事件都令人心生恐怖，以至于有些人谈"核"色变。

放射治疗的射线和核辐射完全是两码事，首先它的辐射源与核电站或原子弹的不一样。其次，医疗上的放射线和放射源都是可控的，它的储存、应用都有严格的管理制度保证安全，不会对患者、操作人员以及公众产生类似核辐射的危险。此外，目前大多数肿瘤治疗中心应用的放射治疗外照射机器都是直线加速器，只有在接通电源的情况下才产生射线，而且这些射线受到非常好的控制，操作人员、公众都是非常安全的。当然，在需要接触这些射线时，操作人员会告知患者防护方面的知识。所以，大可不必在医生告知需要进行放射治疗时而感到紧张和害怕。

188. 什么样的患者不能耐受放疗？

在以下两种情况下，医生会认为患者不能耐受**根治性放射治疗**：①患者的自身情况差，患者体能状况评分小于60分；②患者伴有严重的内科疾病，而且这个疾病本身比肿瘤对生命更具有威胁时，比如严重的心、脑血管疾病等。

189. 应用放射性核素治疗安全吗？

放射性核素所发射出来的射线对肿瘤细胞具有杀伤力，能有效地破坏病变组织，达到治疗目的。放射性核素治疗的靶向性很好，主要集中在病变部位照射，在组织中仅能穿行几毫米，对周围的正常组织影响小，只要是采用规范化治疗方案与剂量，核素治疗是安全、可靠的。

190. 放射性核素治疗骨转移的效果如何？

放射性核素治疗骨转移是利用放射性核素所发出的射线，对骨转移灶进行照射，达到治疗的目的，是一种内照射治疗，可以缓解疼痛、减轻症状、提高患者的生存质量，小部分患者能达到骨病灶好转或消失，甚至延长生命。总的来说，前列腺癌及乳腺癌骨转移的放射性核素治疗疗效比其他肿瘤骨转移效果好，止痛效果可达80%以上。

191. 临床上常用什么放射性药物治疗骨转移？

放射性核素治疗骨转移所用的放射性药物目前在我国主要有两种，一种是长效的放射性治疗药物二氯化锶（$^{89}SrCl_2$），用于骨转移早期、骨髓储备能力正常的患者。一般一次注射$^{89}SrCl_2$ 4mCi，起效时间14~28天，治疗效果持续时间12~26周，骨痛复发的病例可以重复进行治疗，两次给药间隔时间一般是3个月，止痛率74%~91%。

另一种是短效的放射性治疗药物^{153}钐－乙二胺四甲撑磷酸（^{153}Sm-EDTMP），用于骨转移进展期、骨痛严重、骨髓储备不足的患者。一般一次注射^{153}Sm-EDTMP 1mCi/kg，起效时间2~7天，治疗效果持续时间4~8周，骨痛复发的病例可以重复进行治疗，两次给药间隔时间一般是1个月，止痛率65%~92%。

192. 哪些患者适合接受放射性核素治疗？

一般用放射性药物治疗骨转移的患者需要符合下列要求：①临床、病理及各种影像诊断确诊的骨转移癌；②核素骨显像显示骨转移癌有**放射性浓聚**；③骨转移癌所致的骨疼痛，药物治疗、放疗、化疗无效者；④白细胞不低于3.0×10^9/L，血小板不低于90×10^9/L，血红蛋白不低于90g/L；⑤预计患者生存期>3个月。

193. 哪些患者不宜接受放射性核素治疗？

有些病况不应考虑做骨核素治疗：①妊娠及哺乳期的妇女；②化验检查示白细胞低于3.0×10^9/L；③血小板计数低于90×

10^9/L；④严重的肝肾功能不良；⑤骨显像显示病灶无**放射性浓聚**。

194. 放射性核素治疗骨转移有哪些常见的副作用?

放射性核素治疗骨转移最常见的副作用是**骨髓抑制**，表现为白细胞、血小板或血红蛋白降低。治疗后**骨髓抑制**发生率为20%~50%，但可以恢复，一般在12周内即可恢复到治疗前水平。

5%~10%的人出现反跳痛，即给予骨核素治疗后患者出现短暂的疼痛加重，一般发生在给药后5~10天，持续2~4天，对症止痛治疗能好转。

195. 能用粒子植入治疗下咽癌吗?

粒子植入属于微创治疗的范畴，是指在计算机三维治疗计划系统及影像引导下通过穿刺技术将^{125}I放射性粒子按肿瘤形状精确植入肿瘤组织中，利用其持续发出的低能量伽马（γ）射线，对肿瘤细胞进行杀伤，从而使肿瘤得到近距离放射治疗。其特点为肿瘤靶区接受照射剂量高，而其周围正常组织接受剂量小。

临床上很少利用单纯粒子植入来治疗下咽癌，其主要原因：

（1）下咽癌具有局部浸润及容易发生颈部淋巴结转移的特点，范围较广，单纯粒子植入不可能覆盖所有需要治疗的区域。

（2）手术治疗和体外放射治疗是下咽癌的主要治疗手段，手术治疗失败的可以体外放射治疗，而放射治疗失败的病例可手术挽救。

仅在以下情况才考虑粒子植入治疗，主要是作为一种姑息治疗手段使用：

（1）下咽癌患者放疗后颈部淋巴结复发且无法手术时可考虑局部粒子植入。

（2）下咽癌患者放疗后颈部淋巴结复发，外科手术切除后局部残存且无法体外照射时可考虑局部粒子植入。

（三）内科治疗

196. 什么叫化疗？

化疗是化学药物治疗的简称，是指用化学合成药物治疗肿瘤及某些自身免疫性疾病的主要方法之一。化疗是一种"以毒攻毒"的全身治疗方法。这类药物主要基于肿瘤细胞，通过直接破坏肿瘤细胞的结构或阻断细胞增殖过程中所需的物质来达到杀伤肿瘤细胞的目的。因此，化疗对正常细胞和机体免疫功能等也有一定程度的损伤，可导致机体出现不良反应。

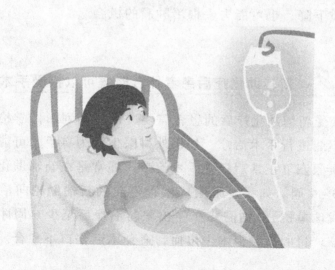

197. 哪些下咽癌患者需要化疗?

对于局部治疗后失败、复发或远处转移的晚期下咽癌患者,全身化疗是重要的治疗手段。同时化疗对于局部晚期的下咽癌患者,在手术或放疗前,或与放疗同时,或手术或放疗后也发挥着重要作用。

198. 什么是新辅助化疗?

新辅助化疗是指在实施局部治疗(如手术或放疗)前所做的全身化疗,目的是使肿瘤缩小、及早杀灭看不见的转移细胞,以利于后续的手术、放疗等治疗。对于早期肿瘤患者通常可以通过局部治疗方法治愈,不需要做新辅助化疗。而对于晚期肿瘤患者由于失去了根治肿瘤的机会,也不采用新辅助化疗的方法。新辅助化疗主要是用于某些中期肿瘤患者,希望通过先做化疗使肿瘤缩小,再通过手术或放疗等治疗方法治愈肿瘤。但新辅助化疗也有风险,有些患者接受新辅助化疗的效果不好,使病变增大或患者体质下降,也可能失去根治肿瘤的机会。

199. 新辅助化疗后患者什么时候可以接受手术治疗?

对接受新辅助化疗后的患者需要进行一系列影像学检查重新评估能不能进行手术治疗。如果外科医生认为有手术可能性,需待患者血象恢复正常后接受手术治疗,通常是在新辅助化疗结束后的第3~4周。如果是采用抗血管生成的新辅助靶向治疗(如使用贝伐珠单抗),则需要在停止靶向治疗后至少6周才能进行手术治疗,目的是减少术中出血,避免术后伤口不愈合。

200. 什么是术后辅助化疗？

有些肿瘤患者即使接受了根治性切除手术，甚至是扩大切除手术，术后仍有可能会出现肿瘤复发或转移，目前研究认为这部分患者在原发肿瘤未治疗前就已有肿瘤细胞播散于全身，其中大多数肿瘤细胞被机体免疫系统所消灭，但仍有少数肿瘤细胞残留于体内，在一定条件下会重新生长，成为复发根源。因此，在手术或放疗消除局部病灶后，若配合全身化疗，就有可能消灭体内残存的肿瘤细胞。这种在根治性手术后进行的化疗叫辅助化疗。目的是杀灭看不见的微转移病灶，减少复发或转移，提高治愈率，延长生存期。是否需要进行辅助化疗主要根据原发肿瘤的大小和淋巴结是否转移，以及是否存在复发或转移的**高危因素**（如分化差，有脉管瘤栓等）来决定。不同类型肿瘤的标准不尽相同，部分患者辅助化疗后还可能需要放疗。

201. 手术后多长时间开始化疗比较合适？

手术后化疗的时间主要取决于患者手术后恢复的快慢。通常在手术后4~6周进行化疗比较合适。如果恢复快的话可在手术后4周之内化疗。但如果间隔时间太长，辅助化疗的意义就不大了。

202. 化疗过程中会出现哪些不良反应？

化疗过程中常见的不良反应包括**胃肠道反应**（恶心、呕吐）、血液毒性（白细胞计数低、血小板计数低、贫血）、肝肾毒性（肝肾功能异常）、**神经毒性**（手脚麻木、耳鸣）、皮肤毒性（脱发、脱皮、皮疹、脓疱）、心脏毒性（心慌、心律失常、心绞痛）、乏力等。

203. 如何减轻化疗的不良反应？

目前已经有很多方法来预防或减轻化疗的近期不良反应，如化疗前预防性使用止吐药能减轻恶心、呕吐，打升白药物针或升血小板药物针可预防白细胞或血小板过低，用芬必得之类的止痛药可以缓解关节酸痛。但对**神经毒性**、脱发等不良反应，目前还没有好的预防办法。此外，治疗后导致的第二原发癌等也无法预防。患者应尽可能保持战胜疾病的决心和克服困难的信心，因为心情越差越容易陷入反应更大的恶性循环。

204. 如果化疗效果不好该怎么办？

化疗效果不好的时候，最好跟主治医生沟通，分析治疗无效的可能原因。对于某种癌症患者来说，即使采用目前最有效的方案，仍有部分患者无效。由于影响化疗疗效的因素很多，对某个特定的患者而言，目前又没有特别有效的方法提前预知哪些化疗方案是有效的，哪些是无效的，只能通过化疗以后才知道疗效如何。当然，化疗也不是完全盲目的，有经验的医生会根据患者肿瘤的各种特点，选择一个最适合于该患者的化疗方案。万一该方案无效，也会分析治疗失败的原因，提出下一步的合适治疗方法。

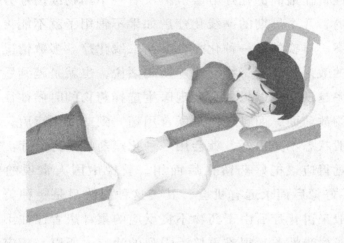

205. 应该如何选择进口药物和国产药物？

　　进口药物和国产药物都是经过国家药监局审批的正规药物，只要是同一种药物，其成分是一样的，理论上起的作用也应该是一样的。但进口药物和国产药物在制作工艺上多少会有区别。在仿制药品用于临床前有关部门会比较国产药物与进口药物的疗效与不良反应，一般来讲不会有很大差别，否则就不会被批准在国内使用。但经常会在临床中发现患者或家属给予进口药物特别的含义。究竟怎么选药，患者有很大的发言权，就像国产电视和进口电视一样，患者主要根据自己经济状况或其他因素来选择。

206. 什么是一线化疗？什么是二线化疗？

　　通常第一次化疗时采用的化疗方案叫一线化疗，这个化疗方案往往是经过长时间的临床研究显示对大多数患者来说疗效最

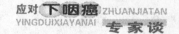
好，且可以重复的治疗方法，毒副反应相对能接受，价格也能够接受的性价比最高的化疗方案。但没有一个药物或治疗方法是永远有效的，几个周期的一线化疗后如果不管用了就不能再用这个治疗方案。再换的另一种化疗方案叫二线化疗。多数情况下，一线化疗的效果要好于二线化疗。换句话说，也就是越到后面有效率的机率越低。所以患者会发现医生选择药物的时候往往把效率高的药物放前面，而且往往是联合用药。到二线化疗后，如果患者的一般状态不是很好，就会用一种化疗药物进行治疗。而有些患者总觉得应该把好药留在后面用，就像中国人常说的要"留一手"，好像后面永远有机会，其实这种想法只是一种美好的愿望。一般来讲化疗后由于药物不良反应的累计患者往往不能再耐受化疗或耐受性差，很难再接受强烈的治疗。所以，一定要听医生的建议，合理的接受治疗。

207. 什么是化疗耐药？

化疗耐药是肿瘤治疗中的一个难题，可分两种情况：一种是先天耐药，是指一开始就无效；另一种是继发耐药，就是开始的时候管用，接着用就不好使了。这时候一般需要换药。化疗耐药是不可避免的一种现象。一种药物耐药后，对跟它结构类似的另一种药物也会有交叉耐药。不好理解的是，对跟它结构不同的药物可能也会产生耐药。换用靶向药物有可能获得一定效果。

208. 如果多种化疗方案均无效怎么办？

如果多种化疗方案均无效，可以参加新药的临床试验。参加临床试验也是一种机会，虽然不知道的东西会多一些。如果没有任何治疗机会，也可以考虑中医治疗等。并根据患者的状态给予最佳支持治疗，针对不舒服的地方做局部治疗，如果经济允许，可试用靶向治疗。

209. 化疗患者为什么会掉头发？头发掉了会再长吗？如果头发掉了该怎么办？

化疗药物进入人体内后会抑制组织的生长，机体内生长最为旺盛的组织最容易被抑制，而这些旺盛的组织常见于骨髓、胃肠道黏膜等，发根也是一个生长极为旺盛的部位，因此也容易被化疗药物所抑制。化疗后一旦发根被抑制就会掉头发，有些患者掉得更加明显，甚至眉毛、胡须及其他体毛都掉光。但是当化疗结束后这些抑制毛发生长的因素就逐渐淡出了，毛发的发根又会逐渐恢复生长，个别患者重新长出的头发还是卷发，但时间久了还是会变成直发。在医院化疗后出现脱发的现象十分常见，别人不会用惊异的目光来看，在其他场合患者可能会感到尴尬。患者可以购买假发，戴假发不光是患者的权利，也是很多人的爱好，患者可以随心挑选中意的假发，体会平时不曾尝试的事情。当然随着科技的进步有些治疗药物已经有所改进，治疗后掉头发的现象会逐渐得以改善。

210. 化疗期间饮食应注意些什么？有忌口吗？

化疗中应注意饮食问题，尤其是中国人对此要非常重视。但是现实中对这个问题的认识存在着许多误区。受传统思维的影响，患者有很多奇怪的认识，例如忌口的问题：治疗中不能吃无鳞鱼、蛋白质、羊肉等；还有的患者认为应该使劲补，天天补品不离口。食物对疾病产生影响的现象其实并不多见，如食用海产品对甲状腺功能亢进、食用过多的淀粉或含糖的食物对糖尿病、饮酒及海鲜火锅等对痛风等会出现影响，但是一般的鱼、肉类食物对肿瘤并没有影响。

211. 抗肿瘤化疗药物有哪几大类?

（1）按作用机制抗肿瘤化疗药物通常分为六大类：①细胞毒类药物：此类药物作用于细胞的 DNA 和 RNA、酶、蛋白质导致肿瘤细胞死亡。如苯丁酸氮芥（氮芥）、卡莫司汀（卡氮芥）、环磷酰胺、白消安（马利兰）、洛莫司汀（环己亚硝脲）等；②抗代谢类药：此类药物对核酸代谢物与酶结合反应有相互竞争作用，影响与阻断了核酸的合成导致肿瘤细胞凋亡。如氟尿嘧啶、甲氨蝶呤、阿糖胞苷、巯嘌呤（巯基嘌呤）、替加氟/尿嘧啶（呋喃氟尿嘧啶）等；③抗生素类：有抗肿瘤作用的抗生素类药物。如放线菌素 D、丝裂霉素、博来霉素、多柔比星（阿霉素）、平阳霉素等；④生物碱类：主要为干扰细胞内纺锤体的形成，使细胞停留在有丝分裂中期。如长春新碱、长春碱、羟喜树碱等；⑤激素类：能改变内环境进而影响肿瘤生长，有的能增强机体对肿瘤侵害的抵抗力。常用的有他莫昔芬（三苯氧胺）、雌激素、黄体酮、雄激素、甲状腺素、地塞米松等；⑥其他：不属于以上诸类如丙卡巴肼（甲基苄肼）、羟基脲、顺铂、卡铂等。

（2）按其对细胞增殖周期的影响，可分为三大类：①周期非特异性药物：对增殖或非增殖细胞都有作用的药物。如氮芥类、环磷酰胺、抗生素类等；②周期特异性药物，作用于细胞增殖整个或大部分周期时相的药物。如抗代谢类药物；③周期时相特异药物：药物选择性作用于细胞周期的某一个时相，如阿糖胞苷、羟基脲抑制合成期，长春新碱对有丝分裂期的细胞抑制作用。

212. 下咽癌患者常用的化疗药物有哪些？

在不同的年代，用于下咽癌化疗的药物不同，最早采用单一药物，常用的化疗单药包括顺铂、5-氟尿嘧啶、卡铂、依托泊苷（足叶乙苷）、异环磷酰胺和甲氨蝶呤等。含顺铂的两药方案有效率高于单一用药。20世纪80年代首次报道顺铂加5-氟尿嘧啶方案治疗头颈部癌有效，其后该方案一直沿用至今。紫杉类是近年来研究最为充分的新药。紫杉醇、多西紫杉醇等与顺铂、5-氟尿嘧啶等组成新的联合化疗方案。含紫衫醇、多西紫杉醇的方案尽管未使疗效显著提高，但毒性谱与顺铂加5-氟尿嘧啶方案不同，为晚期患者的姑息治疗提供了新的选择。其他适用于下咽癌的新药包括吉西他滨、长春瑞滨（去甲长春花碱）、培美曲塞等，联合化疗方案的缓解率较单药治疗高，但毒性加重，因此选择联合方案或单药需要结合患者的体质以及对肿瘤缓解的需要决定。对于一般状态好的患者，化疗可采用联合化疗或单药化疗；对于一般状况稍差的患者，可采用单药化疗或最佳支持治疗；而对于一般状况差的患者，不推荐进行化疗。

213. 为什么大多数化疗方案需要联合几种化疗药进行？

化疗药物按照机制分成很多种，在给患者治疗中多选用几种药物联合使用，当然偶尔也会单独使用。肿瘤细胞在其生长过程中细胞要分裂、增殖，在此过程中会出现很多生物学现象，把它分成几个期别。有的药物能够各期别都起作用，而有的药物则只针对细胞的个别期别。很显然针对多种期别的肿瘤细胞如果能够联合使用多种化疗药物，可以产生比单药更好的疗效，同时可以分散各个药物不同的不良反应。

214. 什么是化疗方案？

化疗方案通常是一种或几种化疗药物的联合应用，当肿瘤专科医生给肿瘤患者实施化疗时，会针对不同的肿瘤类型、患者当时的身体状况和既往的治疗情况来选择合适的化疗方案进行治疗。主要目的是最大限度地杀伤肿瘤细胞，同时还要减少化疗药物对人体正常细胞的毒副作用，因此医生会考虑药物对肿瘤细胞的杀伤力、药物的毒性、对肿瘤期的影响、还有患者的耐受情况，从科学的化疗方案中选出最优的方案进行治疗。

215. 化疗多长时间可以看出疗效？

不同的肿瘤对化疗的敏感性也不同，有的肿瘤会很快看到疗效，但大多数肿瘤需要两个周期治疗后再做评价，过早评估疗效很可能会忽略一些治疗，因为还没看见肿瘤大小出现明显变化，但也不能等得时间太长，如果无效的话也会耽误治疗。

216. 晚期肿瘤患者需要做化疗吗？如需要通常要做几个周期？

一般来讲晚期肿瘤患者是指出现远处转移的患者，这些患者不等于没有办法治疗。对于晚期肿瘤患者治疗的主要目的是延长患者的生存时间、提高患者的生活质量。一些常见的晚期肿瘤患者是可以通过化疗来延长生存时间的。不同的晚期患者化疗周期数不同，患者能够承受的情况也不同，所以应该与医生进行探讨，做好心理准备，配合治疗，争取达到最佳治疗效果。

217. 输注不同化疗药物时患者应注意哪些内容？

输注化疗药物前、中、后患者应该注意的问题很多，要积极配合医生，争取获得最好的治疗效果，并将不良反应控制在可以接受的范围之内。一般来讲化疗前患者应该早点休息、不能熬夜，不然会直接影响次日患者对药物的耐受性；另外，有些药物还要求同时口服一些预防性药物：如抗过敏药、防水钠潴留（水肿）药物、防止出现严重不良反应的药物；化疗期间应该进食一些富含营养、又易于消化且富含纤维素的食物；还要经常和医生沟通，询问注意事项。

218. 化疗周期是指1周吗？

化疗周期是指每次用药及其随后的停药休息期到下一次化疗开始用药时的间隔时间。化疗方案不同，化疗周期也长短不一。化疗周期的长短一般是根据化疗药物的**药代动力学**特点和肿瘤细胞的增殖周期来决定的。根据化疗药物毒副作用及人体恢复周期，从给化疗药的第1天算起，至第21天或28天，即3～4周为一个周期。

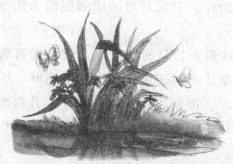

219. 化疗是每天要做吗？

化疗方案是 3 个星期为 1 个周期，要化疗 4 个周期，是否需要在医院治疗 12 个星期，也就是 3 个月吗？不是，化疗的 1 个周期包括了用药的时间和休息时间。在 1 个周期中不是每天都用化疗药，大部分化疗药物在第 21 天或 28 天里只有前 3~5 天有化疗药物，其余时间休息。某些靶向药物使用的时间会相对较长，比如说重组人内皮抑素就需要连续使用 14 天，每天用药 4 小时。药物使用的频率是根据其毒副作用、代谢时间及人体恢复周期而决定的。总的来说，不论什么样的治疗方案，每个周期都会有一定的休息时间。

220. 化疗后身体变差会不会加速肿瘤的发展？

由于化疗有恶心、呕吐、腹泻、脱发、肝功能损害以及白细胞计数下降等不良反应，不少患者将化疗视为畏途，认为化疗是"成事不足，败事有余"，会削弱已患有重病或者刚经历大手术创伤的身体，得不偿失，因而拒绝做化疗。这种情况在治疗中屡见不鲜。其实，在目前对癌症的有效治疗手段中，手术及放疗均是局部治疗手段，唯有化疗才是全身性治疗，当然中医药或免疫治疗等也是全身治疗，但就其对肿瘤细胞的杀伤性而言就远不如化疗。

肿瘤患者应该避免盲目的做化疗，应该找有资质的肿瘤专科医生制定化疗方案。而对于由化疗引起的呕吐、脱发、白细胞计数下降等不良反应，可预防性使用止呕药、升白细胞药、保护肝肾功能药以控制化疗的不良反应。有些患者在化疗前服用止呕药后不会出现呕吐的反应；脱发的患者化疗后头发还可以再生。所以完全不必对化疗闻之色变。

221. 是不是化疗的副作用越大疗效越好？

只要化疗，不良反应几乎不可避免。不能根据化疗不良反应的程度来判断化疗效果；并不是化疗反应越大效果越好、没有化疗不良反应就没有效果。化疗成功与否，取决于如何解决好疗效与不良反应之间的关系。不同的个体对药物的吸收、分布、代谢、排泄可能有差异，要密切观察与监测每位患者。这不意味着为了追求疗效就可以无止境的增加剂量，在剂量增加的同时毒副作用也在增加，在患者可以耐受的不良反应情况下兼顾最适合患者的最大剂量才是保证疗效的最好方法。

222. 化疗期间还可以上班吗？

随着医学的不断发展，肿瘤已渐渐脱离了"谈虎色变"的窘境。现在的化疗不再是"死去活来"，如果化疗反应不大，一般允许在化疗间歇期工作。但也要看具体的工作性质，如果是强体力劳动，最好还是避免。因为化疗间歇期难免会出现**骨髓抑制**，这时免疫力相对低下，适当的休息与睡眠有利于免疫力的恢复，也可以降低感染风险。如果是办公室工作，不会过度劳累，对身体影响不大的，患者自己酌情协调好作息时间，还是可以考虑上班的。

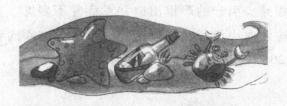

223. 化疗中出现白细胞减少应如何处理？患者应注意哪些问题？

化疗过程中出现白细胞减少会被迫减量或停用化疗，近期容易引起严重感染。如果白细胞计数低于 $1.0×10^9/L$ 持续 5 天以上时，发生严重细菌感染的机率明显增加。这个时候可以根据白细胞降低的程度选择一些合适的药物，如果白细胞略微降低，可以口服升白细胞药物，当白细胞下降程度较重时应该使用一些粒细胞集落刺激因子。

化疗给药结束，患者回家休息的过程中出现白细胞减少时一定要注意自我保护，一旦发现白细胞开始降低，及时与主管医生联系，密切监测白细胞情况，并注意保暖及休息，避免着凉，避免过度接触人群，降低感染风险。

224. 化疗中出现血小板减少应如何处理？患者应注意哪些问题？

血小板减少会引起出血时间延长，血小板计数的正常值为 $(100\sim300)×10^9/L$。理论上当血小板计数小于 $50×10^9/L$ 时，会有出血危险，轻度的损伤可引起皮肤黏膜的淤点；当血小板计数小于 $20×10^9/L$ 时，出血的危险性增大，可有自发性出血，需要预防性输入血小板；血小板计数小于 $10×10^9/L$ 时容易发生危及生命的中枢神经系统出血、胃肠道大出血和呼吸道出血。化疗中出现血小板减少引起的严重出血并发症并不多见。有出血倾向者，应给予输注血小板以及止血药物；没有出血倾向者，若血小板计数大于 $20×10^9/L$，患者应卧床休息，避免磕碰，使用一些血小板生长因子等药物，观察病情。

225. 化疗中出现贫血应如何处理？患者应注意哪些问题？

血液中红细胞为全身各种组织器官提供氧气，当红细胞太少而不能向组织提供足够的氧气时心脏工作就会更加努力，让患者感到心脏跳动或搏动加快。贫血会使患者感到气短、虚弱、眩晕、眼花和明显的乏力等。根据贫血程度的不同，医生会给予重组人促红细胞生成素、口服铁剂、维生素，甚至输注红细胞悬液以纠正贫血。在药物治疗的同时也需要患者充分休息、减少活动、摄入足够的热量和蛋白质（热量可以维持体重，补充蛋白质可帮助修复治疗对机体的损伤）、缓慢坐起与起立。

226. 患者化疗后如何评价化疗的疗效？

在化疗药物治疗过程中，正确评价药物的有效性是十分关键的。化疗前后都会反复做血液学检查和 CT 等来评价化疗疗效，医生会用肿瘤完全缓解（complete remission，CR）、肿瘤部分缓解（partial remission，PR）、肿瘤稳定（stable disease，SD）、肿瘤进展（progressive disease，PD）这类医学用语来总结这段时间的治疗效果。

实际上对于大多数药物治疗不敏感的肿瘤或晚期肿瘤患者，如果一味强调理论上的 CR、PR，这是不切实际的。医生治疗肿瘤时不但需要看肿瘤大小的变化，更需要考虑到患者的生活质量、生存期的长短。很多晚期肿瘤患者通过综合治疗可以长期"带瘤生存"，这样的治疗疗效和实际意义不亚于 CR、PR 的结果。

227. 什么是靶向治疗？

所谓的分子靶向治疗是指药物进入体内会特异地选择分子水平上的致癌位点来相结合发生作用，使肿瘤细胞特异性死亡，而不会波及肿瘤周围的正常组织细胞，所以分子靶向治疗又被称为"生物导弹"。一般只对肿瘤有抑制作用，而对正常组织没有副作用，其特点是高效、低毒，是一种理想的肿瘤治疗手段。

228. 分子靶向治疗药物属于化疗吗？

分子靶向治疗本质上属于一种生物治疗，不属于化疗，两者之间存在本质的区别。传统意义的化疗药物主要指细胞毒药物，它们是一种具有杀伤性的化学物质，除了对肿瘤细胞具有杀伤作用外，对许多分裂旺盛的正常组织细胞也有毒性，例如白细胞、血小板、胃肠道黏膜、毛囊等。所以化疗往往会造成一些相关的副作用，例如白细胞下降、血小板下降、恶心呕吐、脱发等。靶向治疗药物理论上只针对肿瘤细胞，对正常组织没有作用，所以往往不会出现化疗相关的副作用。

229. 临床上应用的分子靶向治疗药物有哪几类？

根据药物的作用靶点和性质，可将分子靶向治疗药物分为以下几类：①小分子表皮生长因子受体（EGFR）酪氨酸激酶抑制剂，如吉非替尼、埃罗替尼；②抗表皮生长因子受体的单克隆抗体，如西妥昔单抗；③抗原癌基因人类表皮生长因子受体2的单克隆抗体，如曲妥珠单抗；④抗**血管内皮生长因子受体**（VEGFR）抑制剂，如索拉非尼、舒尼替尼、阿昔替尼、帕唑帕尼、贝伐株单抗；⑤哺乳动物雷帕霉素靶蛋白激酶抑制剂，如依维莫司、替西罗莫司；⑥抗CD20的单克隆抗体，如利妥昔单抗等。

230. 化学治疗和生物靶向治疗是一回事吗？

化疗和靶向治疗都是抗肿瘤的治疗方法，但各有特点。化疗就像炸弹，不分敌我，对肿瘤和正常组织都有杀伤，只要是生长比较快的组织都会受到影响，因此毒性大，主要表现在**胃肠道反应**和血液毒性。而靶向治疗就像导弹，定位准确，但必须有目标。因此需要先做必要的检测，看有没有相应的靶点。靶向治疗药物的毒性相对较小，主要表现为皮肤毒性和腹泻，抗血管生成的靶向药物还会影响患者的血压等。选择化疗还是靶向治疗需要根据不同病种、不同时期、检测靶点的不同以及患者的经济状况等综合考虑。

231. 诱导化疗在下咽癌中有哪些意义？

对于可切除病例，诱导化疗可使部分患者免于器官（如喉）的切除，而不降低生存率。对于不可切除的病例，诱导化疗的临床研究中以顺铂/5-氟尿嘧啶±亚叶酸钙应用最为广泛，虽然疗效较其他方案好，但尚不理想，需进一步探索新的方案以改善近期疗效和生存时间。含紫杉醇或多西紫杉醇诱导化疗方案的临床研究已取得了较好的疗效。

研究表明多西紫杉醇/顺铂/5-氟尿嘧啶方案在诱导化疗中生

存期、缓解率和毒性方面均显著优于顺铂/5-氟尿嘧啶方案。美国食品药品管理局批准多西紫杉醇/顺铂/5-氟尿嘧啶方案作为下咽癌诱导化疗方案，对于晚期不能手术切除或由于器官保留需要以及其他原因不能手术的下咽癌患者可给予多西紫杉醇/顺铂/5-氟尿嘧啶方案进行诱导化疗。

诱导化疗不仅可以提高疗效，而且其手术标本可以评价化疗的敏感性，为后续的治疗提供指导。但与单纯放疗相比，诱导化疗增加了治疗毒性，化疗无效可能会延误放疗的时机。因此，应该提倡多学科紧密配合，诱导化疗时应尽量避免推迟开始放疗的时间；如果患者对化疗的耐受性差，应放弃诱导化疗而改为放疗，如果患者一般状况好、局部晚期或区域淋巴结受侵，给予诱导化疗是合理的。

232. 辅助化疗在治疗下咽癌患者中有哪些意义？

辅助化疗是在手术或放疗后给予的化疗，目的是巩固疗效，降低复发。辅助化疗在下咽癌中的作用尚有待于进一步证实。对晚期头颈部癌的患者，术后行辅助化疗理论上可能会带来收益，但目前缺少充分的证据。

233. 下咽癌的治疗中有哪些靶向药物？

下咽癌治疗中的靶向药物有西妥昔单抗、吉非替尼、厄洛替尼、索拉非尼、尼妥珠单抗、贝伐单抗、重组人血管内皮抑制素、曲妥珠单抗、拉帕替尼、伊马替尼等。但研究较多的是西妥昔单抗、尼妥珠单抗以及吉非替尼。

234. 靶向治疗在下咽癌中有何应用前景?

随着科技和经济的发展，靶向治疗在下咽癌的治疗中具有较好的应用前景，有望大大改善患者的生活质量。西妥昔单抗是人鼠嵌合型抗**表皮生长因子受体**的单克隆抗体，可与天然配体竞争受体结合位点，阻断表皮生长因子与其受体结合，从而抑制配体介导的酪氨酸激酶活化，抑制细胞增生。下咽癌细胞通常表达**表皮生长因子受体**，且该受体的表达与**预后**较差相关。而西妥昔单抗正是通过阻断**表皮生长因子受体**通路达到抗肿瘤的作用。研究表明放疗过程中加入西妥昔单抗可延长局部晚期头颈部癌的局部控制率、降低死亡率而不增加放疗相关的常见毒性反应的发生率。目前尚不明确西妥单抗联合放疗与同步放化疗间疗效的优劣，但前者的毒性反应明显较轻，因此更适于身体状况较差，不能耐受同步放化疗的患者；而对于其他患者，目前仍推荐同步化放疗。

西妥昔单抗已被美国药品食品监督管理局批准用于治疗下咽癌。另外几项研究显示，西妥昔单抗联合顺铂可以克服顺铂的耐药，使得曾应用含铂方案治疗失败患者的有效率增加。另有研究在晚期转移性头颈部鳞癌一线治疗中证实总生存期显著延长，西妥昔单抗联合含铂方案已成为复发转移性下咽癌患者一线治疗的新标准。

尼妥珠单抗（泰欣生）能够竞争性结合**表皮生长因子受体**，阻断由**表皮生长因子受体**与其介导的下游信号转导通路，从而抑制肿瘤细胞增殖、诱导分化、促进细胞凋亡、抑制肿瘤血管生成、增强放化疗疗效。一项泰欣生联合放疗治疗晚期头颈部肿瘤的临床研究显示，患者 3 年生存率高于单纯放疗，泰欣生显著提高了放疗的疗效。

在美国放射肿瘤年会上发布了一组令人振奋的研究数据，同步放化疗联合泰欣生的有效率达100%，完全缓解率为90%。国际上对于癌症"治愈"的概念，是指患者无病生存5年以上为治愈。同步放化疗联合泰欣生治疗头颈部肿瘤，高达90%的肿瘤完全缓解，坚定了患者获得痊愈的信念。该项临床研究分析表明，泰欣生联合放疗与标准的同步放化疗疗效相当，这为不能耐受强烈化疗的晚期头颈部肿瘤患者提供了一个新的解决方案。

235. 患者化疗后大便干燥怎么办?

首先患者应该向主治医生说明大便干燥的情况，医生会分析这是否与疾病和治疗有关，如肿瘤压迫、治疗手段等。除按医生医嘱给予的药物治疗以外，还可以非药物性干预，如调节饮食，多吃一些粗粮和粗纤维的食物，比如玉米面、小米、芹菜、韭菜等。要多吃一些水果，特别是香蕉、西瓜等，喝蜂蜜水，达到润肠通便的作用。多喝水，适当参加运动。还可以进行腹部按摩，由右向左顺时针按摩，以增加肠蠕动，增加排便次数。

236. 患者化疗后手指、脚趾麻木怎么办?

患者在使用化疗药物后可出现手指、脚趾麻木和感觉异常现象，如"紫杉醇"可以引起外周神经感觉异常，主要影响痛觉和温度觉，出现此症状后可以使用营养神经的药物。还可以用温水泡手脚以缓解麻木现象。适当做手足按摩、针灸治疗，加快康复过程。日常生活中要注意避免接触过热的物品，如打开水、拿热水杯等，可以蓄留指甲，由指甲先触到，以免因为手指接触物品反应慢而发生烫伤等不良事件。避免接触锐器，如做针线活（十字绣），以免扎伤。

237. 患者化疗后出现口腔黏膜炎，有什么方法能减轻疼痛？

多种化疗药物可以引起口腔黏膜炎（口腔溃疡）。保持口腔清洁、润滑和控制疼痛是很重要的。除有效的医疗干预外还应采取预防措施，改善化疗患者的生活质量。可以使用以下方法：

（1）在使用化疗药物前5分钟采用口含冰屑（冰屑完全融化前应充满口腔）持续30分钟。

（2）用生理盐水或碳酸氢钠水每天多次漱口（避免使用市场销售的漱口液刺激口腔黏膜，因为其酒精含量高）。

（3）保持口腔湿润，可以使用加湿器保持房间的湿度。

（4）保持口腔和牙齿清洁；饭后及睡前用软毛牙刷或海绵牙刷（去掉假牙），最好不使用含氟牙膏。

（5）避免进食粗糙、尖锐、辛辣、酸性食物。

（6）避免过冷、过热的食物（如热咖啡、冰激凌）。

238. 患者化疗后出现皮疹、甲沟炎、手脚脱皮、有破溃怎么办？

多种化疗药物可以导致多处皮肤反应，如使用西妥昔单抗（爱必妥）可以出现甲沟炎，皮肤可能出现皮疹，多发生在前胸、后背及面部，医学上称为丘疹脓疱症状；口服卡培他滨（希罗达）可以出现手脚脱皮、红肿或破溃等现象，医学上成为手足综合征。

如何避免以上症状发生感染呢？在日常生活中减少手足部的摩擦，避免接触高温物品，穿合脚的鞋，使用能减震的鞋垫，在家里可以穿拖鞋，坐或躺的时候将手和脚放在较高的位置。避免双手和双脚的摩擦及受压，减少手脚接触热水的次数。可以涂保湿润肤霜，保持皮肤湿润，有助于预防感染的发生，使病灶早日痊愈。

另外还要注意不要抓挠皮肤，避免皮肤感染。如果瘙痒厉害可以使用炉甘石洗剂涂抹。洗浴时减少使用洗浴用品，可以使用婴幼儿洗浴用品，减少对皮肤的刺激，有助于丘疹脓疱症状减轻。避免在阳光下暴晒，外出时应涂抹防晒指数至少为 SPF30 的防晒霜。

如果出现水泡时要请医务人员处理。出现脱皮时不要用手撕，可以用消毒的剪刀剪去掀起的部分。必要时在医生指导下使用抗真菌或抗生素治疗，也可以在医生指导下口服维生素 B_6。

进食方面应避免进食辛辣、刺激性食物。

239. 患者化疗后拉肚子怎么办？

首先应了解使用的化疗药物中是否有腹泻的不良反应。如果因为化疗药物引起的腹泻症状，要遵照医生的医嘱给予止泻及补液等药物治疗。其次应该注意观察、记录排便的次数和排泄物的性质。要重视腹泻程度和其他症状，如发热或寒战、口渴、脉搏快、眩晕和严重腹痛等。及时通知医生，以免发生不良后果。

腹泻次数较多者会持续对皮肤产生刺激，导致局部皮肤破溃。所以每次排便后用清水和肥皂清洗肛门和骶尾部，用软毛巾擦干，保持局部皮肤的清洁、干燥。局部还可以涂氧化锌软膏。穿松软的棉质内衣。

饮食要注意对胃肠道刺激小的食物。不宜吃粗粮、含油量高的坚果、含酒精或咖啡因饮料、牛奶及奶制品。吃少渣食物、增加大便固形的食物，如米饭、馒头、苹果酱、浓缩果汁、温茶及葡萄糖饮料，因为糖可以帮助将钠和水分重吸收到体内。少量多餐，忌生冷食品。

240. 患者化疗时需要"忌口"吗？

很多家属和患者都提出在化疗期间是否应该要忌口。西医治疗中不需要忌口，想吃啥就吃啥。常言道："五谷杂粮不可偏，粗细调膳保平安"。但饮食也要因人、因病、因治疗方法而定，应该注意调节饮食结构。一般而言肿瘤化疗患者主要以高蛋白、高热量、高维生素饮食为主，主张食谱的多样化，以补充化疗对身体的消耗。

（四）介入治疗

241. 什么是肿瘤的介入治疗？

肿瘤的介入治疗就是在医学影像设备（血管造影机、透视机、CT、MRI、B超）的引导下，通过微小的切口或穿刺点将特制的导管、导丝等精密器械引入肿瘤部位，对肿瘤或相关疾病进行治疗的一门新兴学科。

242. 肿瘤的介入治疗有哪些手段？能达到什么目的？

肿瘤的介入治疗可通过药物灌注、动脉栓塞、管腔狭窄的球囊扩张、安放滤器或支架、体液引流、能量消融等手段达到治疗肿瘤和缓解病痛的目的。

243. 什么叫动脉栓塞术? 什么叫化疗栓塞术?

经导管将栓塞剂释放入病变部位血管内,引起动脉暂时性或永久性阻塞的手术被称为动脉栓塞术;如果在注入栓塞剂同时加入化疗药物则被称为化疗栓塞术。

244. 哪些肿瘤患者适合经血管介入治疗?

下列情况可考虑经血管介入治疗:

(1) 某些脏器患有血管瘤患者。

(2) 肝、肺、肾等脏器原发恶性肿瘤或转移的患者。

(3) 某些恶性肿瘤外科手术前需辅助治疗的患者。

(4) 由于肿瘤导致的出血或肿瘤手术后的脏器出血需要止血的患者等。这些实体肿瘤患者通过行经血管介入治疗均能取得较理想的效果。

245. 哪些肿瘤患者不适于经血管介入治疗?

心、肝、肾功能严重衰竭的肿瘤患者、对碘过敏的肿瘤患者、体质衰弱不能耐受化疗毒副反应的肿瘤患者、难以纠正的**凝血功能障碍**的患者、不能平卧或躁动不安的患者、全身广泛受侵的恶性肿瘤患者和**非实体肿瘤**患者都不适用经血管介入治疗。

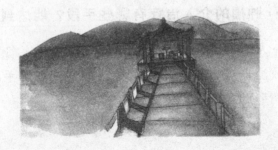

246. 肿瘤患者介入治疗前需要做哪些准备？

术前患者需要**备皮**，并洗澡更换内衣裤及病号服；术前 4~6 小时禁食，以免术中注入药物引起呕吐导致窒息；练习床上排便，以防术后排便困难引起尿潴留在膀胱内；手术当天 7：00 开始记录尿量直到第二天 7：00；术前要排空大小便。

247. 经血管介入治疗的肿瘤患者有哪些并发症？

尽管介入治疗属于微创治疗范畴，但在肿瘤经血管介入治疗过程中或治疗后仍可能发生造影剂注入血管外、血管内膜剥离、异位栓塞、血管破裂、动脉血管痉挛、穿刺部位血肿或皮下淤血、假性动脉瘤、动静脉瘘等并发症。

248. 什么叫肿瘤栓塞后综合征？

肿瘤栓塞后综合征是指肿瘤栓塞后出现的恶心、呕吐、疼痛与发热。这是机体对栓塞后的反应，常在栓塞后 12~96 小时消失，通常不需要特殊处理，症状重者通过对症治疗，如止吐、止痛、物理降温等治疗可缓解。

249. 经动脉栓塞治疗肿瘤术后为什么会出现发热？

大多是由于化疗药或栓塞剂注入肿瘤组织使其坏死，机体吸收坏死组织所致。一般在术后 1~3 天内出现，体温通常在 38℃

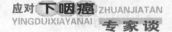

左右，经对症处理后在 7～14 天可消退。

250. 经动脉栓塞术后出现发热怎么办？

如果发热不明显或轻度发热通常不需要治疗。当体温超过
38.5℃时，应嘱患者卧床休息，保持室内空气流通，并给予清
淡、易消化的高热量、高蛋白、含丰富维生素的流食或半流质饮
食。鼓励患者多喝水，选择不同的物理降温法，如冰敷、温水或
酒精擦浴，若无效则按医嘱使用解热镇痛药。患者高热时应保持
口腔清洁，注意保暖，出汗后及时更换衣服，不要盖过厚的被
子，以免影响机体散热。

251. 动脉栓塞治疗肿瘤术后为什么会出现疼痛？

动脉栓塞治疗后有时会出现疼痛，这是由于动脉栓塞或化疗
药物灌注后使肿瘤组织缺血、水肿、坏死导致不同程度的手术后
暂时性疼痛，这是介入治疗后的常见反应。疼痛轻者可通过放松
心情及深呼吸，分散对疼痛的注意力来缓解，采取舒适体位也可
会有所帮助；疼痛严重者，应与护士或医生联系给予止痛药物
治疗。

252. 下咽癌患者需要进行介入治疗吗？

由于下咽癌没有固定的主供血管，所以目前对下咽癌患者没
有开展介入治疗，但是当下咽癌患者出现出血时，可考虑介入治
疗止血。

（五）疼痛治疗

253. 什么是癌性疼痛？疼痛分几级？

癌性疼痛是由于肿瘤在局部或转移部位侵犯或压迫神经纤维所造成的疼痛。癌性疼痛是肿瘤发生、发展过程中的并发症状，疼痛的性质及范围取决于肿瘤生长的部位及对周围神经侵犯的程度。

疼痛是一种令人不快的主观感受，为了能够客观地评价疼痛的程度、合理地选择止痛药物治疗及评价止痛效果，医学上制定了多种评价疼痛程度的方法，以下三种是目前世界范围内通用的评估标准。

（1）数字分级法（NRS）：使用疼痛程度数字评估量表。疼痛程度分为：轻度疼痛（1~3），中度疼痛（4~6），重度疼痛（7~10）。

（2）面部表情疼痛评分量表法：照面部表情疼痛评分量表，此表用于表达困难的患者，如儿童、老年人，以及存在语言或文化差异或其他交流障碍的患者。

（3）主诉疼痛程度分级法（VRS）：根据患者对疼痛的表诉，将疼痛程度分为：

轻度疼痛：有疼痛但可忍受，生活正常，睡眠无干扰。

中度疼痛：疼痛明显，不能忍受，要求服用镇痛药物，睡眠受干扰。

重度疼痛：疼痛剧烈，不能忍受，需用镇痛药物，睡眠受严重干扰，可伴自主神经紊乱或被动体位（指不能依靠自身的力量来调整或变换肢体的位置，处于一种固定而不适的状态）。

254. 世界卫生组织将疼痛程度分为几级？每级的标准是什么？

世界卫生组织将疼痛的程度分为 5 级，具体分级标准如下：

0 度：不痛；

Ⅰ度：轻度痛，为间歇痛，可不用药；

Ⅱ度：中度痛，为持续痛，影响休息，需用止痛药；

Ⅲ度：重度痛，为持续痛，不用药不能缓解疼痛；

Ⅳ度：严重痛，为持续剧痛伴血压、脉搏等变化。

255. 如何向医生描述患者的疼痛？

首先应该向医生准确描述疼痛的部位：哪里感到疼痛？哪里疼痛最明显？是否伴随其他部位的疼痛？疼痛部位是否游移不定？

其次要告诉医生疼痛发作的特点：是持续痛还是间歇痛？什么因素使疼痛加剧或缓解？一天中什么时间感到最疼？如果是间歇痛多长时间发作一次？

最后要向医生描述患者感受的疼痛程度：是轻度、中度、重度还是严重痛？

特别要注意的是，对疼痛程度的诊断应该是依据患者所表述的感觉，而不是医生认为"应该是怎样的程度"。所以正确向医生描述患者的疼痛可以帮助医生对患者进行有效地治疗。

256. 癌症患者感到疼痛的原因有哪些?

癌症患者感到疼痛的原因主要有三大类:

(1)癌症本身的原因:最常见的原因是骨转移、肿瘤压迫神经或侵犯神经所致,其次是由于肿瘤生长过快或肿瘤过大导致患者感到某部位胀痛。

(2)继发于肿瘤的相关因素:如肿瘤伴有感染、肿瘤导致肠道或其他管道系统梗阻、肿瘤破裂出血等。

(3)诊治癌症过程中产生的疼痛:如手术、放疗、化疗、穿刺活检、骨髓穿刺、内镜检查等。

257. 癌症患者疼痛的伴随症状有哪些?

了解疼痛的伴随症状可有助于患者及家属正确认识疼痛给患者带来的危害,及时正确治疗疼痛。通常疼痛的伴随症状有以下三个方面:

(1)生理性症状:严重疼痛会导致患者出现恶心、呕吐、心慌、头昏、四肢发冷、出冷汗、血压下降甚至休克。慢性疼痛会引起患者失眠、便秘、食欲缺乏、肢体活动受限等。

(2)心理变化:顽固性及恶性疼痛会使患者感到抑郁、恐惧、焦躁不安、易怒、绝望等。

(3)行为异常:多见于慢性疼痛的患者。不停地述说疼痛的体验及对其影响如何如何,不断抚摸疼痛部位,甚至以暴力捶打,坐卧不安、尖叫呻吟、伤人、毁物。

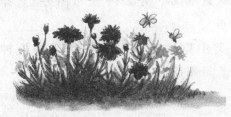

258. 世界卫生组织推荐的治疗癌痛三阶梯止痛方案是什么？

为了提高癌症患者的生活质量，达到持续镇痛的效果，使癌痛患者夜间能够睡觉，白天休息、活动、工作时无痛，世界卫生组织推荐采用三阶梯止痛方案，其具体方案如下：

第一阶梯：应用非阿片类镇痛药物止痛，加用或不加用辅助药物。

第二阶梯：如果疼痛持续或加剧，在应用非阿片类镇痛药物基础上加用**弱阿片类药物**和辅助药物。

第三阶梯：强阿片类药物与非阿片类镇痛药及辅助药物合用，直到患者的疼痛获得完全缓解。

如果疼痛仍持续，应进行神经破坏或介入治疗等有创性治疗。尽量维持无创性给药途径，这种途径简单、方便、安全、费用低。

259. 什么是非阿片类镇痛药？

非阿片类镇痛药是指止痛作用不是通过激活体内阿片受体而产生的镇痛药物。按作用机制主要分为以下两类：

（1）非甾体类抗炎镇痛药：具有解热镇痛、消炎、抗风湿、**抗血小板聚集**作用的药物。主要用于治疗炎症、发热和疼痛。如吲哚美辛、对乙酰氨基酚、芬必得（布洛芬）、萘普生、奇诺力（舒林酸）、西乐葆等。

（2）非阿片类中枢性镇痛药：作用于中枢神经系统，影响痛觉传递而产生镇痛作用，如曲马多、氟吡汀。

260. 什么是阿片类镇痛药?

阿片类镇痛药是一类作用于中枢神经系统，激活或部分激活体内阿片受体，选择性减轻或缓解疼痛，对其他感觉无明显影响，并能保持清醒的一类止痛药物，其镇痛作用强，还可消除因疼痛引起的情绪反应。阿片类镇痛药按药物来源可分为以下三类:

（1）天然的阿片生物碱，如吗啡、可待因。

（2）半合成的衍生物，如双氢可待因。

（3）合成的麻醉性镇痛药，如哌替啶（杜冷丁）、**芬太尼族**、美沙酮等。

261. 按三阶梯止痛方案常用的镇痛药都有哪些?

很多患者不知道自己服用的药物属于哪一个阶梯，按三阶梯止痛方案常用的镇痛药有:

第一阶梯:轻度镇痛药，以非甾体类药物为主。常用的有阿司匹林、意施丁（消炎痛控释片）、泰诺林（对乙酰氨基酚为主）、百服宁（对乙酰氨基酚为主）、必理通（对乙酰氨基酚）、散利痛（对乙酰氨基酚+咖啡因等）、芬必得（布洛芬）、扶他林（双氯芬酸钠）、凯扶兰（双氯芬酸钾）、奥湿克（双氯芬酸钠+米索前列醇）、奇诺力（舒林酸）、莫比可（美洛昔康）、萘普生、西乐葆等。

第二阶梯:中度镇痛药，以**弱阿片类药物**为主。常用的有奇曼丁（盐酸曲马多缓释片）、泰勒宁（氨酚羟考酮）、路盖克（可待因+对乙酰氨基酚）、氨酚待因（可待因+对乙酰氨基酚）、双克因（酒石酸二氢可待因控释片）、泰诺因（可待因+对乙酰氨基酚）、盐酸丁丙诺啡舌下片、强痛定针剂等。

第三阶梯：重度镇痛药，强阿片类药物。常用的有美施康定（硫酸吗啡控释片）、奥施康定（盐酸羟考酮控释片）、多瑞吉（芬太尼透皮贴剂）、盐酸吗啡片剂及针剂、盐酸哌替啶（杜冷丁）片剂及针剂等。

262. 三阶梯镇痛方案的基本原则是什么？

阶梯镇痛方案的基本原则为：按阶梯给药，无创给药，按时给药，用药个体化，注意具体细节。

（1）按阶梯给药：①根据患者的疼痛程度给予相应阶梯的药物，如果患者就诊时已经是重度疼痛，就应该直接使用重度镇痛药，无需从第一阶梯开始。②在使用第一或第二阶梯药物时，其镇痛作用都有一个最高极限（天花板效应），因此，在正规使用第一、第二阶梯药物后，如果疼痛不能控制，不应再加量、换用、联用同一阶梯的镇痛药物，应选择更高阶梯的镇痛药物。③第三阶梯代表药物为吗啡，此阶梯药物没有"天花板效应"，如果常规剂量控制疼痛效果不佳可以逐渐增加吗啡剂量，直至完全控制疼痛为止。

（2）无创给药：在可能的情况下尽量选择口服、透皮贴剂等无创方式给药，这种用药方式简单、经济、方便、易于患者接受，并且不易产生成瘾性及药物依赖性。

（3）按时给药：不论患者当时是否有疼痛发作，应按规定时间间隔给药，而不是等到患者疼痛时才给药，这样可保证达到持续镇痛的效果。

（4）用药个体化：不同的患者对麻醉性镇痛药的敏感度存

在个体差异，而且差异度可能很大，同一个患者在癌症的不同病程阶段，其疼痛程度也在发生变化，所以阿片类药物没有标准用量，要时刻根据患者的疼痛缓解状况增、减用药剂量，凡是能够使疼痛控制的剂量就是正确的剂量。

（5）注意具体细节：对服用镇痛药的患者要注意监护，密切观察其反应，目的是使患者获得最佳镇痛的同时产生最小的副作用。

263. 什么是药物的耐药性？镇痛药也能产生耐药性吗？

耐药性又称抗药性，指微生物、寄生虫或肿瘤细胞与药物多次接触后，对药物的敏感性下降甚至消失，致使药物对耐药微生物、寄生虫或肿瘤细胞的疗效降低或无效。镇痛药反复使用后也会产生耐药性，其结果导致镇痛作用下降，作用时间缩短，有些需要逐渐增加剂量才能维持其镇痛效果。

264. 什么是药物的依赖性？镇痛药会产生依赖性吗？

药物的依赖性俗称药瘾或瘾癖，它分为精神依赖和躯体依赖两种。

精神依赖又称心理依赖，也就是大家通常所说的成瘾性，是指患者对某种药物特别渴求，服用后在心理上有特殊的满足感。镇痛药物容易产生成瘾性，阿片类药物成瘾的特征是持续地、不择手段地渴求使用阿片类药物，主动觅药，目的不是为了镇痛，而是为了达到"欣快感"，这种对药物的渴求行为会导致药物的滥用。对精神依赖的过于担心是导致医生和患者未合理使用阿片类药物的重要原因。国内、外大量临床实践表明，阿片类药物用于癌症患者镇痛成瘾者极其罕见。

躯体依赖是指重复多次的给同一种药物，使其中枢神经系统发生了某种生理或生化方面的变化，致使对某种药物成瘾，也就是说需要某种药物持续存在于体内，否则药瘾大发产生戒断症状。阿片类药物成瘾表现为用药一段时间后，突然停用后出现的流涕、流泪、打哈欠、出汗、腹泻、失眠及焦虑、烦躁等一系列戒断症状。戒断症状很容易通过逐渐减少用药剂量来避免。

耐药性和躯体依赖性是阿片类药物的正常药理学现象，癌痛患者通常使用的是阿片类药物的控（缓）释剂型，极少发生精神（心理）依赖。癌痛患者如发生药物依赖性并不妨碍医生有效地使用此类药物。

265. 长期用阿片类镇痛药会成瘾吗？

对阿片类药物成瘾的恐惧是影响患者治疗疼痛的主要障碍。世界卫生组织对癌痛患者应用镇痛药已经不再使用成瘾性这一术语，替代的术语是药物依赖性。镇痛药躯体依赖性不等于成瘾性，而精神依赖性才是人们常说的成瘾性。躯体依赖性常发生于癌痛治疗过程中，表现为长期服用阿片类药物后对药物产生一定的躯体依赖性，突然中断用药会出现流涕、流泪、打哈欠、出汗、腹泻、失眠及焦虑、烦躁等不舒服的症状（戒断症状）。癌痛患者因疼痛治疗的需要对阿片类药物产生耐受性（需要适时增加剂量才能达到原来的疗效）及躯体依赖性是正常的，并非意味已"成瘾"，不影响患者继续安全使用阿片类镇痛药。在医生的指导下，采用阿片类药物控释、**缓释制剂**，口服或**透皮给**

药，按时用药等规范化用药方法，可以保证理想的镇痛疗效。

266. 癌痛患者应该什么时候开始止痛治疗？

目前主张，癌症患者一旦出现疼痛就应及早开始止痛治疗，而不必忍受疼痛的折磨。疼痛会影响患者的生活质量，使患者无法正常睡眠、工作、娱乐等，部分患者还会出现抑郁、焦虑、消沉等心理障碍。早期的癌痛在疾病未恶化时，及时、按时用药比较容易控制，所需镇痛药强度和剂量也最低，还可避免因治疗不及时而最终发展成难治性疼痛。

267. 非阿片类药吃了不管用，多吃点行吗？

许多患者及家属认为，非阿片类药物比阿片类药物安全，可以多吃，并因惧怕阿片类药物成瘾，想尽量避免用强阿片类药物，其实这种想法和做法都不对。非阿片类镇痛药止痛效果并不是与用量成正比，当达到一定剂量水平时，增加用药剂量并不能增加镇痛效果，而且药物的不良反应将明显增加，也就是通常所说的"天花板效应"。阿片类药物如果在医生指导下正确地个体化用药，可防止药物的不良反应，长期用药对肝及肾等重要器官无毒性作用。与之相比，非阿片类镇痛药长期用药或大剂量用药发生器官毒性反应的危险性明显高于阿片类镇痛药。非甾体类抗炎药是非阿片类药中的一种，其在用药初期大多无明显不良反应，但长期用药，尤其是长期大剂量用药则可能出现消化道溃疡、血小板功能障碍及**肾毒性**等不良反应。因此，如果正确使用，一般阿片类镇痛药比非阿片类药更安全。

268. 阿片类药物是治疗癌痛的首选吗？

阿片类药物是最古老的止痛药，也是迄今为止最有效的止痛药。世界卫生组织提出："尽管癌痛的药物治疗及非药物治疗方法多种多样，但是在所有止痛治疗方法中，阿片类止痛药是癌痛治疗中必不可少的药物。对于中度及重度的癌痛患者，阿片类止痛药具有无可取代的地位。"在癌痛治疗中之所以对阿片类镇痛药的作用有如此高的评价，是缘于这类药物有以下三大特点：

（1）止痛作用强：阿片类药物的止痛作用明显超过其他非阿片类止痛药。

（2）长期用药无器官毒性作用：阿片类药物本身对胃、肠、肝、肾等器官无毒性作用。

（3）无"天花板效应"：因肿瘤进展而使患者癌痛加重时，或用阿片类药止痛未达到理想效果时，可通过增加阿片类药物的剂量来提高止痛效果，其用药量无最高限制性剂量。

269. 阿片类药物毒副反应有哪些？出现后应立即停药吗？

阿片类药物常见的毒副反应主要为便秘（发生率90%）和恶心、呕吐（发生率30%），其他包括眩晕（发生率6%）、尿潴留（发生率5%）、皮肤瘙痒（发生率1%）、嗜睡及过度镇静（少见）、躯体和精神依赖（少见）、阿片过量和中毒（少见）、精神错乱及中枢神经毒副反应（罕见）。除便秘以外，其他的毒副反应一般出现在用药初期，数日后患者都会逐渐耐受或自行消失。出现便秘者可采用对症治疗，不影响患者继续用药。在医生正确指导下用药，其他少见和罕见的毒副反应可减少或避免。所以患者不必担心阿片类药物会发生严重毒副反应而停药。

270. 癌痛患者在接受其他抗肿瘤治疗的同时可以使用镇痛药吗？

许多癌症患者在进行化疗、放疗、手术治疗或其他抗肿瘤治疗的过程中出现疼痛，这些患者通常会担心镇痛药会影响抗肿瘤治疗的效果而尽量忍受疼痛。目前的研究显示，镇痛药对其他抗肿瘤药没有不良影响，良好的镇痛有助于患者顺利完成其他抗肿瘤治疗。

271. 一旦使用阿片类药就不能停止，需要终身用药吗？

一些服用了阿片类镇痛药的癌痛患者接受化疗、放疗、手术治疗或其他抗肿瘤治疗后，肿瘤得到了控制，疼痛明显减轻，这些患者想知道镇痛药是否可以停止服用？答案是只要疼痛得到满意控制，可以随时安全停用阿片类镇痛药。吗啡的每日用药剂量在 $30\sim60$ mg 时，突然停药一般不会发生不良反应。长期大剂量用药者，突然停药可能出现戒断综合征。所以长期大剂量用药的患者应在医生指导下逐渐减量停药。

272. 长期服用阿片类药物的患者有最大剂量的限制吗？

阿片类药物是目前发现镇痛作用最强的药物，并且没有"天花板效应"，镇痛作用随剂量的增加而增强，因此，并不存在所谓最大或最佳剂量。对患者个体而言，最佳剂量是最有效的镇痛作用和可耐受的毒副反应。所以，只要止痛治疗需要，都可以使用最大耐受剂量的阿片类镇痛药，以达到理想缓解疼痛。

273. 两个长效阿片类药物能否联合使用？

首先，这是不规范用药，没有任何一个权威《癌痛诊治指南》中推荐这样用药。其次，也没有必要这样做，在医生指导下可以通过增加单一阿片类药物的剂量来实现良好的镇痛效果。此外，联合应用长效阿片类药物是有害的，两种长效类阿片药物作用机制相似，药理作用叠加，毒副反应发生的种类有可能会增加，机率会增大，用药剂量不容易掌控，容易过量，一旦过量，出现的毒副反应也难以处理。

274. 口服阿片类控释片控制疼痛趋于稳定，但有时会出现突发性疼痛怎么办？

突发性疼痛也叫暴发痛，是指在持续、恰当控制慢性疼痛已经相对稳定基础上突发的剧痛。突发性癌痛常常被患者报告为无规律性、散在发生、急性发作、持续时间短、瞬间疼痛加剧、强度为中度到重度，可以超出患者已控制的慢性癌痛水平。暴发痛可以是与原发性疼痛一致或者感觉完全不同的阵发性疼痛。暴发性癌痛可以由不同诱发因素而发作（与肿瘤相关、与治疗相关、伴随的其他疾病），病理生理机制也可能不同（伤害性疼痛、神经源性疼痛、复合性疼痛）。暴发痛可以干扰患者的情绪、日常生活（睡眠、社会活动、生活享受等），对疼痛的总体治疗产生了负面影响。所以，及时治疗暴发性癌痛非常有必要。患者要告诉医生存在暴发性疼痛，而不要因为暴发痛的持续时间短而忍受疼痛。目前，治疗暴发性癌痛的主要方法为在医生的指导下使用合适补救剂量即控释或速释型阿片类药物，并根据暴发痛的原因合理应用辅助药物等。

275. 哌替啶是最安全有效的镇痛药吗？

经常听到有些患者会对医生说："我疼得很厉害，吃药没用，我要打杜冷丁。"这种观点是错误的，目前，世界卫生组织已不再推荐使用哌替啶（杜冷丁）作为癌痛患者的镇痛药物。哌替啶的镇痛作用强度仅为吗啡的1/10，在体内的代谢产物具有潜在**神经毒性**及**肾毒性**。此外，因哌替啶口服吸收利用率差，多采用肌内注射给药，肌内注射使患者注射局部产生硬结和新的疼痛感，不宜用于慢性癌痛的治疗。

276. 治疗癌痛除口服镇痛药外，还有哪些方法？

癌痛的原因多样，性质复杂，所以癌痛的综合治疗也显得很重要。目前，癌痛治疗中应用的方法很多，除口服镇痛药治疗外，还有放射治疗、化学治疗、放射性核素治疗、神经阻滞、脊髓刺激、射频消融、中医中药辅助治疗及心理治疗等方法。

277. 下咽癌会引起疼痛吗？

任何肿瘤侵及神经时均可引起疼痛。下咽癌早期疼痛不明显，仅表现为咽部异物感，喉部轻度压迫感等非特异性改变，常当做慢性咽炎治疗，易被误诊。此癌一般分化差，以浸润性生长为主，等出现明显症状时多为中、晚期。随着肿瘤的增长，肿瘤可以自身破溃或继发感染，当侵及喉部软骨及临近组织器官或血管时可以出现疼痛，甚至剧痛，也可以出现因颈部淋巴结转移及骨、肝、肺等脏器转移引起的相关部位的疼痛。

278. 下咽癌疼痛治疗的方法有哪些?

目前对下咽癌的疼痛治疗方法有药物治疗和非药物治疗。

（1）药物治疗主要依照世界卫生组织制定的《癌痛三阶梯治疗原则》。一般治疗前对患者的疼痛给以正确的评估，包括患者的主诉，疼痛的部位、性质、强度、时间，睡眠和情绪等。对于较轻的疼痛可以选用第一阶梯的止痛药物，如索米痛（去痛片）、阿司匹林、对乙酰氨基酚（扑热息痛）、布洛芬等。中度疼痛可以选择**弱阿片类药物**加非甾体类抗炎药，常用的有氨酚待因片、路盖克、奇曼丁、泰勒宁、盐酸丁丙诺啡舌下片（莎菲片）、可待因等。对于重度疼痛的患者可以直接用强阿片类镇痛药，如吗啡、哌替啶（杜冷丁）、美施康定、奥施康定、多瑞吉贴（芬太尼透皮贴剂）等，但一定要了解以上所有药物的副作用。

（2）非药物治疗可以选放射治疗（肿瘤放疗可以控制肿瘤生长、减轻疼痛），物理方法（提供睡眠、沐浴和行走支持、调整体位、按摩、冷热敷、神经电刺激及针灸或穴位按压等），认知训练（包括催眠、分散注意力训练、放松训练、认知行为训练、精神关怀等）。

279. 下咽癌疼痛治疗能让疼痛部分缓解即可吗?

世界卫生组织的口号是"消除疼痛是基本人权"，认为癌痛是一种病，应当受到重视，癌痛是能够治疗的，也是必须治疗的。持续有效的消除疼痛才是最终目标，理想的止痛能提高患者的生活质量，让患者无痛睡眠、无痛休息、无痛活动。相信医生的治疗，完全没有必要忍受部分疼痛。

280. 怎样使用止痛贴（芬太尼透皮贴剂）?

患者是否可以使用止痛贴应遵循医生医嘱。

止痛贴使用时应该贴在躯干或上臂平整无皱褶的部位，最好是无毛发或毛发较少、不容易出汗的部位。贴之前要用清水清洗使用的部位，不要使用肥皂、沐浴乳等刺激皮肤的清洁用品，因碱性清洁剂可以改变止痛贴的特性。需要贴止痛贴的部位要干燥、没有破溃。

止痛贴打开包装后应该马上使用。贴好后用手掌按压 30 秒，保证止痛贴的药物与皮肤完全接触，特别是边缘要贴实，避免有卷边出现而影响药物的使用。注意按照说明书要求的时间更换新的止痛贴，以达到最佳的止痛效果。

（六）中医治疗

281. 中医在肿瘤治疗中有哪些优势?

手术、放疗、化疗在中医看来皆是祛邪的手段，这些治疗方法在最大程度减少肿瘤负荷、杀灭癌细胞的同时，不可避免地会损伤正气，使患者免疫功能受损、抵抗力下降。中医认为恶性肿瘤属于正虚邪实的疾病，治疗过程中强调整体观念、辨证论治，一方面要"扶正"，一方面要"祛邪"，重在扶正固本，兼以祛邪。虽然中医药直接抗癌作用不显著，但能够减轻放疗、化疗引起的恶心、呕吐、食欲减退、乏力、白细胞减少、免疫功能下降等不良反应，改善患者症状、提高生存质量。现代中药药理研究发现，许多中药正是通过调节肿瘤患者的机体免疫功能达到抑制肿瘤的目的，特别是补益类及活血类中药。在恶性肿瘤治疗中，中西医各有所长，不能互相替代。

282. 有抗癌中药吗?

中医治疗肿瘤的常用药物种类繁多，包括扶正固本、清热凉血、理气解郁、化痰散结、活血化瘀和以毒攻毒等。按照中医传统理论和中药学知识来分析，并没有所谓的专门"抗癌"中药。随着现代中药药理学研究不断深入，逐渐发现一些中药（或中药单体成分）对癌细胞有一定的杀伤和抑制作用，也就相应的出现了抗癌中药的说法。这类具有抗癌作用的药物，往往被直观的理解为具有杀伤癌细胞的作用，甚至被拿来与化疗药物类比，这种观点并不准确。大家平时所说的抗癌中药，主要是狭义上的抗癌中药，专指以毒攻毒类药物。其实，具有抗癌作用的中药既包括以毒攻毒类药物，也包括扶正固本类药物和各种清热解毒、化痰散结、活血化瘀类药物，这些都属于广义上的抗癌中药。

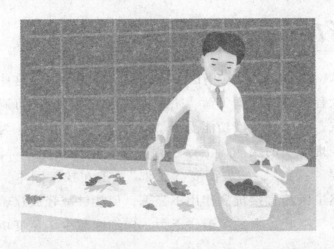

283. 中医药配合放、化疗能同时进行吗？

中医药与放射治疗或化疗药物会不会有冲突？会不会影响放、化疗的效果？它们能同时进行吗？多年来，大量的临床实验表明，中医药与放、化疗之间不会发生冲突，截至目前没有患者因为接受中医药治疗而降低放、化疗效果的确切依据。中医治疗是肿瘤综合方法之一，适用于肿瘤患者治疗的各阶段。在不同阶段，中医药扮演不同的角色、发挥不同的作用。放化疗期间，西医治疗是抗肿瘤的主力军，其治疗本身具有较强的"杀伤力"，不仅能够杀死、抑制肿瘤细胞，对人体正常的细胞也会带来不同程度的损伤，表现为骨髓功能、消化系统、神经系统等方面的不良反应。此时中医药治疗处于辅助地位，侧重于为放、化疗"保驾护航"。通过益气扶正、填精养血、调理脾胃等治疗方法，改善或减轻患者乏力、失眠、恶心呕吐、食欲减退、便秘、手足麻木、**骨髓抑制**等不良反应和症状，目的在于使患者的放、化疗得以顺利进行。但中医药不是抗肿瘤的主要治疗方向，也不建议过多使用以毒攻毒的抗癌中药。

284. 肿瘤患者放、化疗后练习气功是否有益？

气功是具有广泛群众基础的养生保健锻炼方法，也是传统中医学的重要组成部分。功法强调练习时要充分放松身体和情绪，注重呼吸、意识的调整，与身体活动保持协调，才有利于调节生理功能、减轻心理压力，这一点对于肿瘤患者的康复治疗是有益的。但需要特别注意的是，应在各类气功中正确选择动作幅度较小、难度不大的，切忌练习体力要求较高、动作复杂的，以免加重身体负担。选择哪种气功，练习多长时间，一定要根据自己的疾病状况以及对身体起到的作用来确定。

（七）与输血相关的问题

285. 为什么将 Rh D 阴性血叫"熊猫血"？

人类红细胞血型由三十多种的血型系统组成，ABO 血型与 Rh 血型只是其中的两种，但 ABO 和 Rh 血型系统是目前与人类输血关系最为密切的两种血型系统。ABO 血型系统将血型分为 A 型、B 型、O 型和 AB 型。而 Rh D 血型分为 Rh D 阳性和 Rh D 阴性。在给患者输血前对供血者和受血者的这两种血型都要进行检测，以免出现输血反应。什么叫 Rh D 阴性血？当一个人的红细胞上存在有 D 血型抗原时，则被称为 Rh D 阳性，用 Rh D （+）表示；当缺乏 D 抗原时即为 Rh 阴性，用 Rh D （-）表示。Rh D （-）的分布因种族不同而差异很大，在白种人中的比例较高，约占 15%。而在我国汉族人群中绝大部分为 Rh D 抗原阳性，Rh D 阴性者比例不足 1%，因为极其罕见，类似于国宝大熊猫，因此，Rh D 阴性血又被俗称"熊猫血"。Rh D 抗原对临床输血至关重要，Rh D 阴性血患者如接受了 Rh D 抗原阳性的血液，则有可能引起严重的溶血性输血反应。

286. 血型检测常见结果包括哪些？

通常所说的血型检测是指 ABO 血型检测，有数据显示，我国汉族人群中 4 种血型所占的比率分别为 A 型 20%～30%、B 型 20%～38%、O 型 30%～40%、AB 型 6%～12%。Rh 系统中最为重要的为 D 抗原，Rh D 血型分阴性和阳性两种，另外，Rh 系统的 C、c、E、e 抗原也与输血密切相关，可刺激机体产生免疫抗体，如抗体阳性的患者输入相应抗原的红细胞，则可能引发溶血性输血反应。

287. 肿瘤患者何时需要输注新鲜冰冻血浆？

新鲜冰冻血浆的主要作用是补充凝血因子，同时可扩充血容量。我国《临床输血技术规范》规定，其主要适用于凝血因子缺乏或大面积创伤、烧伤的患者。肿瘤患者如有上述情况则建议输注。

288. 肿瘤患者输血有哪些风险？

目前，我国各级医疗机构为患者提供的血液已经按国家规定采用合格试剂进行了严格的检测，但受目前科技水平的限制，仍难以避免输血所致的各种传染性疾病和不良反应，输血治疗依然存在一定风险，主要包括以下情况：①溶血反应；②非溶血性发热反应；③过敏反应；④感染病毒性肝炎、艾滋病、梅毒等；⑤感染巨细胞病毒、EB 病毒、疟疾等；⑥输血相关移植物抗宿主病；⑦输血相关急性肺损伤；⑧循环负荷过重；⑨血液输注无效等。另外，肿瘤患者输注红细胞可能对机体的免疫系统产生一定抑制，从而加速肿瘤的复发与转移。

289. 出现输血不良反应如何处理？

由于输血不良反应的多样性，其处理方式和手段也不相同。在输血开始后的 15 分钟内，医护人员应密切观察患者，确保输血安全。输血不良反应中对患者威胁最大的是急性溶血反应，若抢救不及时常导致患者迅速死亡。一旦出现急性溶血反应的征兆（高热、寒战、心跳加快、腰背疼痛、呼吸困难、酱油色尿等），应立刻停止输血，封存血袋，通知输血科复查患者和供血者血型，复查交叉配血试验结果；临床医生应在第一时间积极采取抢救措施，包括维持静脉通路、扩容，保持呼吸道通畅、给氧，循环支持，利尿，激素治疗等。输血不良反应中最为常见的是**过敏反应**和非溶血性发热反应，程度较轻者在停止输血后常可自行恢复，较重者需药物治疗，如给予退热药、抗过敏药，极少数病情严重者（如过敏性休克）需抢救、抗休克治疗。

输血相关的传染性疾病往往是患者最为关心的问题，也是目前媒体报道最多的输血风险。解决此问题的关键在于预防，一方面供血机构需不断提高检测水平，缩短艾滋病、乙肝等的检测窗口期；另一方面临床医生应严格把握输血指征，减少不必要的输血，降低感染风险。

290. 什么是自身输血？

自身输血是相对于异体输血而言的，即患者接受的血液来自于自身而非他人。自身输血有三种方式：①贮存式自身输血：指术前一定时间采集患者自身的血液进行保存，在手术期间输给患者；②急性等容性血液稀释：一般是在麻醉后、手术主要步骤开始前，抽取患者一定量自身血液在室温下保存备用，同时输入替代液（如生理盐水）使血液适度稀释，使手术中血液的有形成分丢失减少，然后根据术中失血情况将自身血液回输到患者体内；③回收式自身输血：指用血液回收装置，将患者体腔积血、手术失血及术后引流血液进行回收、抗凝、滤过、洗涤等处理，然后再回输给患者。血液回收必须采用合格的设备，回收处理的血液必须达到一定的质量标准。

291. 哪些患者适合自身输血？

并不是所有的患者都适合自身输血，自身输血有其**适应证**。①只要患者一般情况好，无心脑血管疾病，血红蛋白>110g/L或红细胞压积>0.33，行择期手术，本人签字同意后都可进行贮存式自身输血或者急性等容性血液稀释，但后者必须在术中密切监测血压、脉搏、血氧饱和度、红细胞压积和尿量的变化；②回收式自身输血要求较为严格，以下情况不能进行血液回收：血液流出血管外超过6小时；怀疑流出的血液被细菌、粪便、羊水或消毒液污染；怀疑流出的血液含有癌细胞；流出的血液严重溶血。

（八）营养与饮食

292. 营养和食物是一回事吗？

营养是机体摄取、消化、吸收、代谢和利用食物或营养素以维持生命活动的整个过程。而食物是维持人体生命和机体活动的最基本物质条件之一。营养是过程，食物是物质。人通过摄入食物满足机体营养的需求，完成生命新陈代谢和运动。

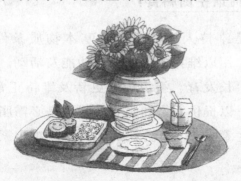

293. 何谓膳食?

所谓膳食就指日常食用的饭菜。根据不同疾病的病理和生理需要，可以将各类食物改变烹调方法或改变食物质地而配制膳食，其营养素含量一般不变。医学上膳食的种类包括：常规膳食、特殊治疗膳食、诊断用的试验膳食和代谢膳食。

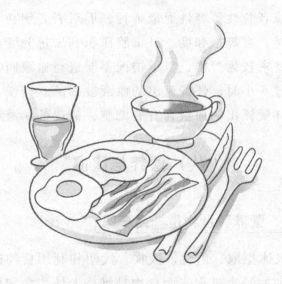

294. 何谓平衡膳食?

平衡膳食是维持人体健康的最基本物质条件之一。包括：①充足的热能：用以维持正常的生理功能及活动。②足够的蛋白质：用以维持生长发育、组织修补更新及维持正常的生理功能。③适量的脂肪：以提供不饱和脂肪酸特别是必需脂肪酸，同时可促进脂溶性维生素吸收。④充足的无机盐、维生素：以满足生长发育和调节生理功能的需要。⑤适量的膳食纤维：以助于肠道蠕动和正常排泄，减少肠内有害物质的存留。⑥充足的水分：以维持体内各种生理过程的正常进行。

295. 何谓膳食金字塔？

膳食金字塔是中国营养学会推荐的食谱。塔底由五谷杂粮组成，塔的中部是蔬菜和水果，塔的上部是肉类、家禽、水产品、蛋类、豆类和奶制品，塔尖是高脂食物。

推荐标准为：油 25~30g、盐 6g；奶类及奶类制品 300g；大豆类及坚果 30~50g；畜禽肉类 50~75g；鱼虾类 50~100g；蛋类 25~50g；蔬菜类 300~500g；水果类 200~400g；谷类、薯类及杂豆 250~400g；水 1200ml。

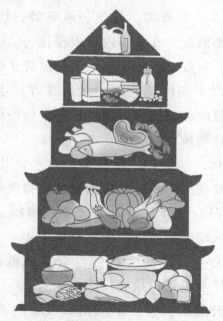

膳食金字塔

296. 哪些食物具有抗癌作用？

具有抗癌作用的食物包括：①谷类及杂粮：玉米、燕麦、米、小麦、黄豆；②蔬菜类：大蒜、洋葱、韭菜、芦笋、青葱、西兰花、甘蓝菜、芥菜、萝卜、番茄、马铃薯、辣椒、甜菜、胡萝卜、芹菜、荷兰芹；③水果类：柳橙、橘子、苹果、猕猴桃；④坚果类：核桃、松子、开心果、芝麻。

297. 哪些食物中可能含有致癌因素？

目前了解的大约有 50% 癌症患者的患病与饮食和营养因素有关，这些因素包括食品本身成分、污染物、添加剂以及食品烹饪加工不当所产生的致癌因素。与这些因素有关的食品：

（1）腌制食品：如腌肉、咸鱼、咸菜等，这些食物中含有较多的二甲基亚硝酸盐，在人体内可以转化为二甲基硝酸铵，这是一种致癌物质，可以引起食管癌、大肠癌等多种恶性肿瘤。

（2）烧烤食品：如烤羊肉串、烤牛排等。这些食物中由于烧烤时沾染了大量的碳燃烧物，而且这些食物中很多烧焦的成分都含有较多的致癌物质。

（3）熏制食物：如熏肉、熏鱼等，这些食物的制作过程类似烧烤过程，熏制使用的烟雾会将大量致癌物质附着于食物上。

（4）油炸食品：油炸食物时可产生致癌物；油炸食物时使用的油，如果多次高温使用也会产生致癌物质。

（5）霉变的食物：这些食物中含有黄曲霉菌产生的毒素，黄曲霉毒素是世界上最强的致癌物质。

（6）重复烧开的水：有些家庭把做馒头的蒸锅水又拿来煮粥，还有些家庭把头天没喝完的暖水瓶中的水再次加热来饮用。

这些做法都不科学，因为反复烧开的水中也会产生致癌物质。

298. 营养支持有什么作用？

营养支持是综合治疗不可缺少的重要组成部分。根据疾病的病理生理特点，给患者制订各种营养支持方式，以达到辅助治疗和辅助诊断的目的，增强机体抵抗力，促进组织恢复，改善代谢功能，纠正营养缺乏。营养支持包括饮食营养、肠内营养和肠外营养。

299. 何谓营养素？有何功能？

营养素是指用来满足机体的正常生长发育、新陈代谢和日常活动的需要的物质。包括蛋白质、脂类、碳水化合物、维生素、矿物质、膳食纤维和水。

营养素的功能是为了满足人体需要的能量、构成人体组织和器官，维持正常生长发育、新陈代谢和各种生命活动。

300. 摄入营养素的高低与肿瘤的发生有关吗？

摄入营养素高低与肿瘤的发生有关，所以需要均衡膳食。那么营养素的高低都与哪些肿瘤的发生有关？

（1）高能量饮食可致肠癌、乳腺癌、肝癌、胆囊癌、胰腺癌、结肠癌、肾癌和子宫癌的发生率增高。

（2）高蛋白饮食可致淋巴瘤发生率增高，低蛋白饮食可致肝癌、食管癌发病率增高，而乳腺癌发生率降低。

（3）高脂肪饮食可致乳腺癌、肠癌、前列腺癌发生率增高，低脂肪饮食使宫颈癌、子宫癌、食管癌和胃癌发生率增高。

（4）食用过少食物纤维可致结肠癌和直肠癌发生率增高，食用过多食物纤维可致胃癌和食管癌发生率增高。

（5）大量饮酒可致肝癌、口腔癌、喉癌、食管癌、乳腺癌、甲状腺癌、皮肤癌等癌症发生率增高。

（6）维生素 A 缺乏可致口腔黏膜肿瘤、皮肤乳头状瘤、颌下腺癌发生率增高。

（7）维生素 B_1 和维生素 B_2 缺乏可致肝癌发生率增高。

（8）维生素 B_{12} 缺乏可致胃癌和白血病发生率增高。

（9）维生素 C 高摄入可降低胃癌、口咽部肿瘤、食管癌、肺癌、胰腺癌和宫颈癌的发生率。

（10）维生素 E 缺乏可致肺癌、乳腺癌和子宫颈癌发生率增高。

（11）碘缺乏可致甲状腺和甲状旁腺癌发生率增高。

（12）硒食入缺少可致乳腺癌、卵巢癌、结肠癌、直肠癌、前列腺癌、白血病、胃肠肿瘤和泌尿系统肿瘤发生机率增高。

（13）高钙、高维生素 D 可致结直肠癌发生率降低。

（14）铁缺乏可致胃肠道肿瘤发生率增高。

（15）锌食入缺乏可致肺癌、食管癌、胃癌、肝癌、膀胱癌和白血病发生率增高。

301. 肿瘤患者需要忌口吗？

所谓忌口是指由于治疗的需要，要求患者不吃某些食物。忌口的说法与缺乏有效的治疗方法有关，肿瘤至今还缺乏完全有效治疗方法，因此在肿瘤治疗上，仍有多数患者重视忌口。应根据不同患者和病情而定，并非所有肿瘤患者都要忌口，而是应少食、清淡饮食，即不要过量饮食。

302. 放疗和化疗患者的营养原则是什么?

接受放疗或化疗的患者加强营养支持是十分必要的。因为放、化疗作用于肿瘤细胞发挥细胞毒性作用的同时也损伤正常组织和细胞，会出现毒副反应，影响食欲和消化道功能，而出现营养不良。因此接受放、化疗的患者应加强营养，在调整营养素平衡的同时可补充抗氧化营养素，以减少毒副反应，也可补给硒和β-胡萝卜素。

303. 肿瘤患者营养不良常见症状有哪些? 如何解决?

最常见症状是厌食。还有味觉迟钝、口干、吞咽困难、腹胀、便秘、腹泻、食管炎和肿瘤恶病质状态。

厌食可通过心理调整和食物加工方法的改进来减轻症状。

味觉迟钝者可少量多餐，多食水果、蔬菜，增加食物色泽和香味。

吞咽困难者，如症状不严重可进软食，但不要进流食，以免造成食物吸入呼吸道。症状严重者，可采用管饲或肠外营养。

出现腹胀者，可少食多餐，餐后多活动，避免吃产气食物。

便秘与食入膳食纤维少、活动减少和使用麻醉药品有关。应多食纤维类水果、蔬菜。

腹泻因化疗、腹部放疗或肠道手术所致。应调整饮食，多吃含纤维素多的食物，少吃刺激性食物。

恶病质是肿瘤晚期表现，应改善患者营养方式，提高生命质量。

304. 常用的滋补食物有哪些？

食疗所用的食物以平性居多，温热性次之，寒凉性食物最少。常用的平性食物有赤小豆、黑豆、木耳、百合、莲子、菜花、土豆、鲤鱼、山药、桃、四季豆等；温热性食物有牛肉、羊肉、鸡肉、虾肉、蛇肉、黄豆、蚕豆、葱、姜、蒜、韭菜、香菜、胡椒、红糖、羊乳等；寒凉性食物有猪肉、鳖肉、鸭肉、鹅肉、菠菜、白菜、芹菜、竹笋、黄瓜、苦瓜、冬瓜、茄子、西瓜、梨、柿子、绿豆、蜂蜜、小米等。

药粥是食疗的重要方法之一，简便易行，效果显著。常选用粳米或糯米为原料，二者具有健脾益气、滋补脾胃的作用，常与山药、龙眼肉、大枣、莲子、薏米等可食用的中药同煮成粥，不仅增加补养脾胃的功效，而且能够增添药粥的色、形、味。气虚者，可以选用党参、黄芪、茯苓、薏米、大枣、莲子等药物；阴虚者，可以选择太子参、石斛、枸杞、百合、荸荠等药物；胃热者可以选用竹叶、生地、麦冬、白茅根等药物。

305. 冬虫夏草、海参等营养品对肿瘤患者有益吗？

冬虫夏草作为一种传统的名贵滋补中药材，既不是虫也不是草，是麦角菌科真菌冬虫夏草寄生在蝙蝠蛾科昆虫幼虫上的子座及幼虫尸体的复合体。虫草体外提取物具有明确的抑制、杀伤肿瘤细胞的作用。中医认为，冬虫夏草味甘、性温，归肺、肾经，功能补虚损、益精气，又能平喘、止血、化痰。冬虫夏草药用价值很高，具有阴阳双补的特点，尤其擅长补益肺、肾两脏，药性较平和，除了感冒、有实热等情况外，普通人群多数全年都可服用，以冬季最佳。传统服用方法是煎煮内服，可以入丸、散，或研末食用，也可以泡酒、煲汤、煮粥服用。需要强调的是，无论哪种方法均应连渣服用，最大程度保证有效吸收。

海参是常用的食疗补品，主要作用是益精养血、补虚损，常被当做术后、产后、久病等身体虚弱者的营养品使用，其营养价值较高，也具有一定的药用价值，肿瘤患者可以服用，但不建议大量、长期服用。肿瘤患者在正常饮食能够得到保证的情况下，间断服用海参即可。需要注意的是，急性肠炎、感冒、平时大便溏泄者不适宜食用海参，避免加重病情或者使疾病迁延不愈。

306. 下咽癌治疗后饮食方面应注意哪些问题？

下咽癌治疗后在饮食上一般无需忌口，同正常人一样饮食即可。但放疗后的患者就不一样，由于放疗后患者的咽部黏膜充血、糜烂，甚至溃疡形成，有时伴有炎症。因此，在饮食上应以软食、无刺激性食物为主，不要吃硬的或刺激性食物，以免引起疼痛或黏膜损伤。常有患者或家属问："能不能吃羊肉或吃海鲜？"这些食物都可以吃。目前也没有文献报道这些食物对肿瘤的治疗和预后有影响。

（九）正在探讨的其他治疗方法

307. 我们为什么需要新药？

"有病吃药"这是人们常说的一句话，而且"对症下药"病才有可能治好。但是在癌症治疗的过程中，即使是"对症下药"

了，病还不一定能治好。因为，癌细胞太顽固、太狡猾了，它们适应环境的能力非常强，就跟老鼠似的。它们是从患者身体中叛变出来的敌人，会根据曾经杀伤它的各种手段来改变自己，使自己不被再次攻击，这也就是医生常说的"耐药"。

新药就是以前没有用过的药，癌细胞还不认识它们。研究者要不断研制新药来杀死癌细胞，直到把它们从患者的身体中彻底消灭，患者才能得以健康生存。

308. 什么是靶点药物的研究？

随着人类对癌症认识的不断深入，目前已经找到了许多办法来对抗肿瘤。抗癌药有的是依据细胞周期杀死它，有的从代谢途径抑制它，有的会阻断肿瘤细胞的信号传导，或阻断癌细胞的营养供给，或者联合使用各种抗癌药来杀灭肿瘤细胞。遗憾的是癌细胞还会产生耐药性。近年来，科学家们不断发现在癌细胞生长、扩散过程中出现新的目标点，即靶点。专家们针对这些靶点研制靶向药物，希望这些药物能够准确杀伤癌细胞，相信随着对癌症认识的增长，会有更多新药被研发出来用于治疗肿瘤！

309. 什么是抗肿瘤新药临床试验研究？

对于任何一种药物，医生都要首先了解它的安全性和有效性，这样在临床使用时才有把握。怎么才能了解药物是否安全和有效呢？就必须要通过这个药物的临床试验研究。药物的临床研究项目越多，研究结果越丰富，对了解这些药物就越有利。也就是说，每种药物都是经过"考试"合格后才能够进入临床使用的，因此临床试验研究是每个在市场出售的药品必须经过的一关。

抗肿瘤药物都必须要经肿瘤患者的试用，一个全新的抗肿瘤药需要进行20项左右的临床前研究。在进入人体临床试验之前，是先要在动物体内进行各种药物代谢、毒理方面的研究，然后才能在人体上经过Ⅰ～Ⅲ期的临床试验。如果临床研究结果证明该药是安全、有效的，才能进入市场，为其他患者使用。

310. 如何能够参加新药临床研究？

大家都知道手机、电脑等产品最先进的型号都在实验室里。抗癌新药也是如此，最新的药物都在临床试验中。因此，参加临床研究是肿瘤患者、尤其是晚期肿瘤患者的一种有利的选择，特别是对多种治疗方法失败后的癌症患者，参加临床研究可能是更有希望的选择。

参与临床研究最重要的是信息，这些信息可以通过在医院就诊时询问医生、留意贴在走廊上的招募广告、向专门开展新药临床研究的部门了解，也可以通过网络找到这些试验。抗癌新药的临床试验都是和治疗相结合的，试验工作者与自愿参加试验者都要根据试验方案的要求进行双向选择，才能确定。

311. 什么是Ⅰ期临床试验？

Ⅰ期临床试验是检验新药对正常健康人及患者是否有毒性或其他害处的临床试验。包括初步的临床药理学研究、人体安全性评价试验及**药代动力学**试验，为制订给药方案提供依据。人体安全性评价通过耐受性试验来完成，主要目的是初步了解试验药物对人体的安全性情况，观察人体对试验药物的耐受及不良反应。

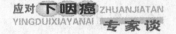

药代动力学试验是要了解人体对试验药物的吸收、分布、代谢、消除等情况。

312. 什么是Ⅱ期临床试验?

Ⅱ期临床试验是检验新药是否有疗效的临床试验。其目的是初步评价试验药物对目标**适应证**患者的治疗作用和安全性,也包括为Ⅲ期临床试验研究设计和给药剂量方案的确定提供依据。Ⅱ期临床试验多数须做两组人群对照的试验,即参加试验的人群分为试验药组与对照药组或安慰剂组,两组对照来确定试验药的疗效,但有的Ⅱ期试验也会只设一个试验组,单独看这个药物的疗效,然后把这个疗效与已有的资料进行对比,这样的试验设计所需例数比较少。

313. 什么是Ⅲ期临床试验?

Ⅲ期临床试验是检验新药的最适剂量、用法、安全性及治疗作用的确证阶段。其目的是进一步验证药物对目标**适应证**患者的治疗作用和安全性,评价患者受益与风险之关系,最终为药物注册申请的审查提供充分的依据。

314. 什么是Ⅳ期临床试验?

Ⅳ期临床试验为新药上市后由申请人进行的应用研究阶段。其目的是考察在广泛使用条件下的药物的疗效和不良反应、评价在普通或者特殊人群中使用的受益与风险关系等。是在药品说明书指导下用药的临床研究,用以补充Ⅱ、Ⅲ期临床研究中未观察到的不良反应，尤其是在老年人、肝肾功能较差患者、心血管疾病患者等特殊人群用药后可能产生的不良反应，而这些人群在前面的临床研究中都是被排除的。

315. 什么是临床研究中的知情同意？

为了保护受试患者参加临床研究中的权益，使他们了解研究药物的性质及试验的过程，我国和国际上都建立了相应的《新药临床研究质量管理规范》，简称 GCP 规范。要求所有临床研究都必须通过伦理委员会审批，审批的内容包括临床研究方案、知情同意书等。知情同意书是为参加临床研究的受试者（健康志愿者及患者）提供的一份书面文件。参加临床研究之前，研究者（临床医生）会就这份告知书的内容向受试者讲解，其中包括临床研究的内容、背景、新药的作用机制、已经获得的临床研究结果、将要开展的临床研究内容、受试者可能面临的风险、可能得到的受益等，最重要的是受试者必须是自愿参加的，而且随时可以退出，受试者的隐私是得到保护的。受试者可以在与医生进行知情同意谈话时充分提问并得到答案，患者在自愿的情况下签署知情同意书，同时可以保留这份同意书。签署知情同意书后就意味着参与了临床研究。作为受试患者，如果愿意参与临床研究，就应当积极配合医生（研究者），包括及时向医生通报自己的感受、不适，及时到医院就诊，进行各种检查，在家中服药时要认真记录服药情况，填写患者日志，有时还要定时测量血压等。这些内容都是临床研究中需要观察的安全性资料，这些对于评价一种药物的安全性和有效性极为重要。患者在参与了临床研究后，也是临床研究的重要成员了，是整个研究组的观察对象，会得到所有研究者的关心和照顾，因此，配合临床研究工作也是受试者的义务，而受试者有责任把自己的真实情况告诉医生，以便医生评价，并对其治疗做出正确的决定。

如果患者的疾病进展了，或者医生认为他已不适合再进行研究，医生会让患者终止研究，并且提供其他治疗方案，这时受试者要服从研究医生的决定。还需要注意，在知情同意书中通常有两个联系方式，一个是研究医生的电话，一个是伦理委员会的电话，受试者有关于研究或医疗方面的问题，可以打电话给研究者；如果有关于受试者权益方面的问题，可以与伦理委员会联系，将会得到相应的解答。

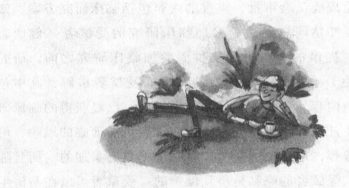

四、复查与预后篇

316. 复诊时，患者如何向医生反馈自己的病情变化？

再次就诊的患者应向医生详细描述前一次就诊后的病情变化，尤其是治疗后的病情是否有好转？服药后有什么不良反应？某些患者经过治疗后有些实验室检查结果以及影像学检查结果也会有所改善，复诊时应带上这些检查结果及影像学资料，这将有助于医生制订下一步的诊疗计划。

317. 下咽癌患者治疗后是否应该定期到医院进行检查？

下咽癌患者治疗后应该定期到医院检查，主要是了解肿瘤治疗后的变化并予以记载，以便对比治疗效果，或者为以后的检查提供参照，便于早期发现局部复发或转移，或者是便于早期发现第二原发癌。复查时最好固定在一家医院，这样患者的资料较完整，便于比较和参考。

318. 下咽癌患者治疗后如何复查？

下咽癌患者治疗后一般要求出院后第 3 个月、第 9 个月、第 21 个月复查。治疗后 2 年一般要求每年复查一次。如有异常情况，如出现颈部肿块、声音嘶哑加重、咽痛、呼吸困难、吞咽困难、咯血、伤口有异味等，需及时到医院就诊。

319. 下咽癌患者在复查时常检查哪些项目?

下咽癌患者复查时常用的检查项目有:纤维喉镜、食管镜、颈部超声和胸部 X 线片,必要时行 CT 扫描检查。纤维喉镜主要用于部分下咽切除或下咽癌根治性放疗的患者,观察下咽部肿瘤是否复发。食管镜主要用于观察全下咽切除术后局部是否复发及部分下咽切除术后或下咽癌根治性放疗后食管是否发生第二原发癌。颈部超声主要用于观察颈部淋巴结是否有转移;胸部 X 线片主要用于检查肺是否发生转移。复查时发现局部复发或颈部淋巴结转移时,可行 CT 扫描检查进一步了解肿瘤和周围的解剖关系。

320. 下咽癌患者治疗后复查时为什么要做喉镜检查?

下咽癌的治疗办法目前主要有手术、放疗、化疗,或手术与放、化疗结合的综合治疗,术后或放疗后喉及下咽部常发生结构改变或局部水肿,影像学检查有时难以评价局部是否有复发。而喉镜检查,尤其是电子喉镜,清晰度高,能够直接观察到下咽和喉部手术区域的情况,能够观察咽喉部手术伤口愈合情况,判断有无咽瘘,能否开始进食,针对气管切开的患者,检查声门开放情况,指导拔管时机。另外,喉镜能够对下咽癌治疗后在咽喉部出现的可疑病变取活检明确病灶的性质,尽早发现有无复发迹象。因此下咽癌患者术后必须每 3 ~ 6 个月做一次喉镜检查,动态观察病情变化,有问题及早治疗,有助于提高患者生活质量和延长生存期。

321. 什么叫重复癌？

重复癌是指机体同时或相继发生了两个或两个以上相互独立的原发性恶性肿瘤，因此也被称为多重癌、多原发癌。它不同于转移癌，对重复癌的诊断，应具备如下几点：每个肿瘤在组织学上须均为恶性；每个肿瘤均有其独特的病理形态及病理特点；肿瘤发生在不同部位或器官，二者互不连续，每种肿瘤须有 1.5cm 以上的正常组织间隔；各种肿瘤一般均有其特有的转移途径。依据发生的时间不同将重复癌分为同时性和异时性，两种肿瘤发生于 6 个月以内者为同时性重复癌；6 个月以上发生的重复癌则视为异时性重复癌。导致重复癌的因素可能有以下几种：遗传因素、内分泌因素、基因突变、放化疗诱发的第二癌症、长期使用免疫抑制剂、不良生活方式等，这些均对重复癌的出现有一定影响。

322. 下咽癌患者放疗后为什么要查甲状腺功能？

下咽癌一般采用放射+手术的综合治疗。放射治疗中无论对原发病灶或颈部的照射，双叶甲状腺均在放射野中，放射线对甲状腺组织有一定的损害。手术治疗中常需切除病灶侧的甲状腺腺叶；下咽部手术及颈**淋巴结清**扫术，又必然会损伤甲状腺的血液供应，引起甲状腺静脉回流障碍，导致甲状腺激素的合成和分泌受阻。治疗后如不能及时补充适量的甲状腺激素，必然引起甲状腺功能减退，最终出现相应的症状，可能会出现畏寒、怕冷、乏力、便秘、懒动、动作缓慢、水肿、声音嘶哑等甲状腺功能减退的症状。

323. 下咽癌患者治疗后复查时是否要查肿瘤标志物？

肿瘤细胞产生和释放的某种物质，常以抗原、酶、激素等代谢产物的形式存在于肿瘤细胞内或宿主体液中，根据其生化或免疫特性可以识别或诊断肿瘤。因此在肿瘤患者的体液、排出物及组织中出现质或量改变的物质，就是肿瘤标志物。肿瘤标志物在临床上主要用于对原发肿瘤的发现、肿瘤高危人群的**筛查**、良性和恶性肿瘤的鉴别诊断、肿瘤发展程度的判断、肿瘤治疗效果的观察和评价以及肿瘤复发和**预后**的预测等。下咽癌多数为鳞状细胞癌，目前缺乏特异性的肿瘤标志物。因此，下咽癌患者治疗后复查时目前不需要查肿瘤标志物。

324. 5年生存率是什么意思？

生存率亦称存活率，是指接受某种治疗的患者中，经若干年**随访**（可采用1、3、5、10年，甚至15年）后，尚存活的病例数所占比例，比例越高说明治疗效果越好。医学上为了统计癌症患者的存活率，比较各种治疗方法的优缺点，采用大部分患者**预后**比较明确的情况作为统计指标，通常采用5年生存率。对每位患者个体来讲就是指能活过5年的机率，并不是只能活5年的意思。对肿瘤患者来讲，生存超过5年以上再次出现复发或转移的机率就已经很低了，因此，5年生存率常常也代表着治愈率。

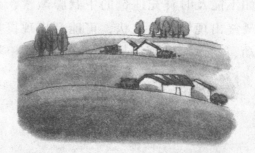

325. 下咽癌患者经过治疗5年生存率是多少?

目前数据显示,做单纯放射治疗的下咽癌患者5年生存率为10%~20%;单纯手术治疗的患者5年生存率为20%左右;而放疗+手术综合治疗的患者,其5年生存率明显的提高,可达50%左右;放疗后失败再行挽救性手术患者的5年生存率为25%左右。不同的下咽癌类型、不同的患者,其**预后**是不同的。影响患者**预后**的因素很多,主要包括:肿瘤的部位、类型、肿瘤的分期、患者的年龄和心理状态、是否合并其他疾病等。因此,目前单个下咽癌患者治疗后能活多长时间,还不能给出确切的答案。

326. 肿瘤复发了怎么办?

恶性肿瘤(癌症)是一种慢性疾病,复发的原因有很多,除了肿瘤本身的原因,还与患者自己的心态和情绪有关。逃避、恐惧只能是暂时的,没有任何帮助。在发现肿瘤复发、转移时,悲观、失望等负面情绪,反而会对疾病的**预后**十分不利,吃不好、睡不着,精神状态不好,身体状况差,抵抗力下降,都会导致恶性循环。复发、转移不等于死亡,采取积极的态度,把有限的精力集中在积极解决现有的问题上,继续与肿瘤作斗争,往往会得到意想不到的效果。

(1)建立良好的医患关系,相互信任、相互尊重可以增强医患共同抗癌的信心。信任医生可以为患者制订最佳的治疗方案,随着新药、新的治疗方法的出现,部分复发、转移的肿瘤是可以治愈的,积极配合医生的治疗,战胜癌症更需要坚持不懈的毅力。

（2）家人、朋友对患者生活、情感上的帮助、支持很重要。生活上，可以护理患者、帮助做家务等，提供无微不至的照顾。在门诊看病时，家属可以帮助排队挂号、预约检查；住院期间，负责患者的衣食住行，办理住院、出院手续，与医务人员沟通，协助患者做一些决定，如对一些检查、治疗方案，患者难以做选择时，家属、朋友是最好的参谋；情感上，家属、朋友可以帮患者分忧解愁，为患者打气，给予鼓励，树立信心，与患者共渡难关。患者内心的担忧、疑虑，可以向家人、朋友诉说。

（3）如果患者心情持续不好，心理压力大，要及时向心理医生寻求帮助。很多人都认为看心理医生就是得了精神病，顾虑重重，其实心理医生可以为患者打开心结，消除或减轻负性情绪，释放心理压力，有助于提高治疗效果。

（4）转移注意力，做力所能及的事。知道复发或是转移后，患者之前建立的信心，可能会被摧垮。这个时候，要尽快调整，重新建立目标，重新燃起斗志。切忌独自在家苦思冥想的琢磨，有些患者选择出去旅游、在家做家务，把自己的抗癌心路记录下来等。

（5）养成良好的生活习惯，适当锻炼、合理饮食、作息规律，保持良好的身心状态，为新的治疗做准备。

327. 下咽癌患者康复后能否参加工作？

下咽癌患者康复后在力所能及的情况下应尽早参加工作。下咽癌患者也是社会的一员，康复后仍需要时刻呵护，社会、亲属如果把患者作为特殊的人，反而会给一些患者增加心理上的创伤，影响患者心情，从而影响患者的**预后**。应该鼓励患者多参加活动，多交流，这样可以使患者脱离癌症的困扰，在某些方面更能增强患者的自信心。比如，著名相声演员李文华，因喉癌做了全喉切除手术，失去了发音功能。令人敬佩的是李老师通过训练和坚强的毅力，学会了食管发音，不但平时与人交流基本无任何障碍，有时还参加一些演出。并坚持为全喉切除后食管发音班的学员授课，参加公益活动，20余年肿瘤无复发、无转移，后因为其他疾病辞世。因此，建议患者尽早参加工作。

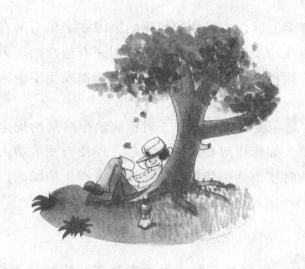

五、心理调节篇

328. 得了病以后总是很烦躁，为什么呢？

从心理学上讲，人感觉到烦躁的原因在于压力的存在，患病后不仅面临生命受到威胁的压力，同时还有治疗的压力、经济方面的压力，简单一句话，生活的方方面面都发生了令人难以适应的变化。

然而，最主要的压力来自于对疾病治疗结果的忧虑和对治疗过程的恐惧。如何应对是更大的难题。即使有些成功人士在面对严重疾病的时候也会不知所措。所以患者产生烦躁的情绪反应也是正常的。

329. 患者自己怎样做才有利于与癌症作斗争？

如果患者不烦躁了，静下心来，有很多事情需要做。

先反省一下自己。孔子说："吾日三省吾身"，平时没有时间反省自己，现在得病了，也暂时不用工作了，总该反省一下吧。反省什么呢？患者自己平时是不是不够注意身体健康？是不是压力太大、情绪不佳？是不是没有按时休息？是不是饮食上不注意？了解、总结一些可能患病的原因，可以在今后的治疗中避免这些因素，改变体内的环境，让癌细胞不适应了，再加上药物的进攻，病就容易好了。把病因归于自己，更有利于调整自己的情绪。

　　详细记录好自己的诊治过程。找一个本子记录自己的诊治过程，哪天做了哪些检查、什么结果不正常、做过什么治疗、医生让注意什么、下次什么时候检查、见医生时，患者有哪些问题需要解决等。

　　安排好自己的起居生活。在治疗的初期，检查、治疗频繁，需要有人陪同、照顾，同时自己要想着一日三餐定量、定时，中午睡午觉，晚上9~10点上床睡觉。体力允许的情况下，出去走走，散散心。找一些喜剧或有趣的电视节目、光盘看看，分散注意力。

　　注意甄别真假信息。时刻保持大脑冷静，不要轻信，有些人有意地骗人，有些人完全是无意甚至是出于好意，但是患者要慎重考虑正规大医院医生以外的人的建议。目前肿瘤的治疗绝大多数靠手术、放疗、化疗，部分肿瘤有靶向治疗。目前还没有革命性的突破，抗癌明星们的经验就是正规治疗、综合治疗、长期注意保健、防癌复发。

330. 如何应对失眠？

　　由于患肿瘤后的心理负担、经济压力、疾病的症状、睡眠习惯的改变、治疗的副作用，或者住院后环境改变等因素，常导致失眠。失眠发生后，又常常导致体力、精力消耗，心理痛苦加剧，降低生活质量，影响患者对放、化疗的配合。目前对于失眠的治疗存在着一些误解，患者、家属往往过度关注药物的副作用，夸大了睡眠药物的依赖性，从而对失眠关注不足。针对不同失眠情况，应采取不同的措施。

　　（1）做好睡觉前的工作：睡觉前的准备因人而异，对于疼痛的患者给予镇痛剂，恶心、呕吐患者给予止吐药，对睡前有特

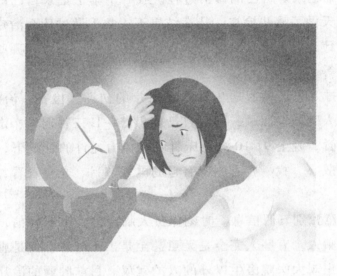

殊嗜好的，如喝牛奶、饮料，应给予满足，有条件者可以做身体按摩。

（2）住院患者很常见的失眠情况是因为睡眠时间颠倒了，就是白天输液时睡觉，晚上睡不着，这种情况下首先要建立健康的睡眠习惯。

（3）**一过性失眠**（不是一贯失眠）的患者，一旦导致失眠的原因消除，症状即可缓解或消失，这种情况下，不需要用药物治疗；或者在医生的指导下服用小剂量快速排泄的安眠药1~2天。

（4）短期失眠的患者，可通过心理治疗，解除紧张因素，改进适应能力。避免白天小睡，不饮用含咖啡因的饮料，睡前散步或饮用适量的温牛奶等对改善睡眠都有帮助。也可以在医生的指导下短期服用安眠药物。

（5）慢性失眠的患者，应咨询相关的专家，需要经过专门的神经、精神和心理等方面的评估、调整。

331. 患者怎样克服对死亡的恐惧？

其实，癌症不过是一种慢性病，只是程度较为严重些。恢复痊愈的不在少数，带瘤生存数年、数十年的人也有。癌症的治愈，除了医生和药物外，更主要的是要靠患者自身的抵抗力、免疫力和自愈力。如果一听是癌症就忧心忡忡，恐惧死亡，反而会影响自身的免疫力，甚至加重病情。如果泰然处之，放下心来，保持精神生命和自然生命良性互动，病情反而会减轻，恢复和治愈的可能会更大。患者自己首先要有希望，治愈癌症才会有希望。

332. 家里有人患癌症，患者家属会得癌吗？

患者家属在照顾癌症患者的同时，往往会想自己是否也会得癌症呢？通过亲属的患病，常常提醒了家属和亲朋好友对健康和患癌风险的关注。

从时间上讲，癌症的发生是一个长期的过程；从原因上讲，癌症的发生是遗传因素与环境因素长期相互作用的结果，也就是先天因素和后天因素共同作用的结果。对于一般常见的癌症，如果直系亲属患癌，其后辈因为与患者有一定的共同的遗传背景，患癌的机率略有增加。但在癌症发病的过程中，后天因素起着更大的作用。因此，在亲属患癌后，家属一方面应该进行全面的防癌体检，另一方面要了解癌症预防的知识。

预防癌症通用的原则有：戒烟限酒、均衡饮食、保持合适的体重、心情愉快。

333. 如何使下咽癌患者尽快适应社会？

由于下咽癌的特殊性，手术后往往导致患者的发音能力降低或丧失，易引起患者的抑郁、焦虑，且肿瘤往往使患者的经济收入下降，人际间的交流受到限制。因此，患者常常出现一系列的生理、心理、社会方面的变化。针对以上几点，应从以下几点使下咽癌患者尽快适应社会，重返正常生活：

（1）下咽癌患者应了解自己目前的状况，确信肿瘤是可治愈的，保持良好的心态。

（2）生理上尽管声音发生改变，但通过锻炼或训练，确信可获得满意的发音效果。

（3）提供患者力所能及的工作岗位，使患者尽快参加工作，视为"正常人"，不搞"特殊化"。

（4）积极参加"抗癌俱乐部"、"肿瘤防治"等活动，以增强患者人际间交流的信心和能力。

334. 下咽癌患者怎样正确面对癌症？

下咽癌患者应勇于面对现实，树立坚定信念，提高心理素质，善于自我调节。下咽癌患者要坚信癌症不再是绝症了，是可治愈的，应调节自己的心态，摆脱患者角色，保持乐观态度。

335. 如何与全喉切除后的下咽癌患者交流？

中晚期下咽癌常常侵及喉，手术时必须切除喉方能达到根除肿瘤的目的，从而在生理上发生改变，进一步影响患者的心理健康。因此，与下咽癌全喉切除患者的交流不同于与正常健康人的交流，应注意以下几点：

（1）首先认识到是一位癌症患者，对于患者的焦虑、担心及恐惧应给予鼓励和支持，让患者认识到癌症是可以治愈的，必要时可采用"名人"效应激励患者。

（2）全喉切除术后失去发音功能并不意味着不能发音，应鼓励患者充分利用残留的口腔、咽腔和食管进行发音。比如：相声演员李文华老师，全喉切除后并没有灰心，经过自己的不断学习获得较好的食管发音，在平时的生活中达到满意的交流效果。

（3）交流时应有充分的耐心，如果语言交流有问题，应改为文字交流。

（4）鼓励患者多参加社会活动，做一些力所能及的工作，让患者认识到自己仍是对社会有用的人。

336. 家属如何面对下咽癌患者？

癌症患者不仅自己心理上发生改变，患者的家属也会出现心理问题，因为他们同样有心理压力，也需要帮助。下咽癌患者更是如此，他们不仅是患有癌症，而且又失去语言能力。因此，下咽癌患者家属在面对下咽癌患者时，首先自己保持良好的心态，坚信癌症是可治愈的；其次认清患者的心理负担和问题，给予鼓励，尽可能减轻精神负担，如恐惧和绝望，帮助缓解压力，加强自信心；再者通过学习，帮助患者适应工作岗位，重返正常生活，做一个对社会有用的人。

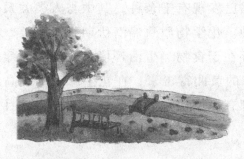

六、病因探究与预防篇

337. 常见的肿瘤病因有哪些？

肿瘤的病因非常复杂，常常是一种致癌因素可诱发多种肿瘤，而一种肿瘤又可能有多种病因。

总的来说，到目前为止大多数肿瘤的病因还没有被完全了解。但经过多年的研究发现，绝大多数肿瘤的病因包括内因和外因两个方面。外因是指来自周围环境中的各种可能致癌因素，包括化学致癌因素、物理性致癌因素、生物性致癌因素及各种慢性刺激等。内因泛指人体抗癌能力的降低或各种有利于外界致癌因素发挥作用的内在因素。正是由于内因与外因的相互作用引起了肿瘤的发生、发展。

通常所指的外因包括：化学因素、生物因素、物理因素。具体来说，诸如香烟、膳食成分、环境污染物、药物、辐射和感染等。经过专家对肿瘤分布的地理差异、移民流行病学、动物致癌实验以及人类细胞体外恶性转化实验等多年研究发现，环境因素是大多数肿瘤的病因。

（1）化学致癌因素：化学致癌因素是导致肿瘤的一个主要原因，其来源广泛，种类繁多。经考察和动物实验证实，有致癌作用的化学物质已发现有千余种，其中与人类关系密切的化学致癌物就有数百种。化学物质致癌潜伏期相对较长，对人类危害极大，它们广泛存在于食物、生活环境、农药、医疗药品之中。

人们所熟知的黄曲霉毒素，在花生、玉米、高粱、大米等许多粮食作物中都有污染，它具有明显的致癌力，且已被证实可导致肝癌的发生。分布于自然界的亚硝胺类化合物（在腌制过的鱼、肉、鸡中含量较高）和熏烤或烧焦后的食物中（尤其是高蛋白食品，如鱼、肉、蛋类）致癌物的种类和含量剧增，以及受到多环芳烃类化合物，如苯并（a）芘、二甲基苯芘、二苯芘等致癌物污染的空气，均会对人体产生影响，严重的则会诱发并导致肺癌、鼻咽癌、食管癌、贲门癌、胃癌、肝癌、白血病、膀胱癌、大肠癌、阴囊癌、皮肤癌等。

值得一提的是，目前认为，就人类总的癌症风险而言，最重要的化学致癌物是香烟中的许多致癌成分。研究发现，吸烟的人比不吸烟人发生肺癌的危险性高 8～12 倍，喉癌的危险性高 8 倍、食管癌的危险性高 6 倍、膀胱癌的危险性高 4 倍。

（2）物理致癌因素：物理致癌因素包括灼热、机械性刺激、创伤、紫外线、放射线等。值得重视的是，辐射危害可以来自环境污染，也可来自医源性。比如多次反复接受 X 线照射检查或放射性核素检查可使受检人群患肿瘤的机率增加，若用放射疗法治疗某些疾病，也可诱发某些肿瘤。

（3）生物致癌因素：目前，对这类因素研究较多的是病毒。近代研究已证明，有 30 多种动物的肿瘤是由病毒引起的。并发现人类的某些肿瘤与病毒的关系密切，在一些鼻咽癌、宫颈癌、肝癌、白血病等患者的血清中可以发现有相应病毒的抗体。

然而，同样暴露于特定的环境，为什么有些人会患肿瘤，而另一些人却能活到正常寿命呢？这是因为个体自身因素如遗传特性、年龄、性别、免疫和营养状况等，即内因，在肿瘤的发生中起重要作用。

（4）免疫功能的影响：人体免疫系统是机体的"国防军"，当其功能正常时，能有效地抵抗、消灭侵入的细菌、病毒等，并能清除外来的有毒物质及机体内的代谢产物。机体的免疫功能在肿瘤的发生、发展中占有重要地位。

（5）内分泌紊乱的影响：内分泌紊乱对某些肿瘤的发生、发展有一定的作用。

（6）遗传因素的影响：遗传因素对人类肿瘤的直接影响问题，还有待深入的研究。

（7）精神因素的影响：精神因素即祖国医学所概括的喜、怒、忧、思、悲、恐、惊等情志活动，对于患者赖以抵抗癌症侵袭的免疫力有重要影响。许多临床研究资料表明，情绪的好坏与癌症的发生有重大关系。癌症患者在精神上多有重大创伤，或有较长时间的精神压抑、郁闷等，性格开朗的人很少患癌症。

338. 吸烟与癌症有什么关系呢？

吸烟和癌症的关系非常明确。吸烟会增加肺癌、肝癌、口腔癌、胃癌、鼻咽癌、膀胱癌、宫颈癌、乳腺癌、肾癌等多种癌症的发病风险，其中80%的肺癌由吸烟所致。我国男性吸烟率估计达64%，女性吸烟率达6%，而女性被动吸烟率高达48%。32.7%的男性癌症患者死亡是由吸烟所致，而5%的女性癌症患

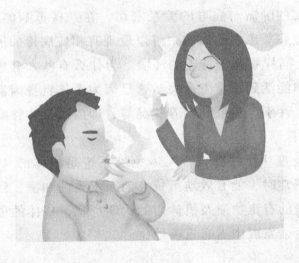

者死亡是由吸烟所致。因此，戒烟有助于降低自己和身边亲人发生癌症的风险。

339. 吸烟是如何导致癌症的？

烟草中含有 70 多种致癌物质，这些物质会在吸烟时经过气管进入肺，并扩散到全身其他地方。这些物质会损伤 DNA 遗传物质，导致细胞、组织增长失去控制，最终出现癌症。

340. 为什么有些人吸烟却并没有得癌症？

我们身边可能不难发现，某些人一生吸烟却没有得癌症，而某些从未吸烟的人却患上了癌症。虽然研究已经确认吸烟会导致癌症，但这并不表明所有吸烟的人一定会患癌症，或者说所有不吸烟的人一定不会患癌症。吸烟只是会增加患癌症的风险，吸烟的人与不吸烟的人相比其出现癌症的可能性更高。这就像马路上超速行驶容易出现交通事故一样，并非超速行驶就必然会出现交通事故，也并非低速就一定不出现交通事故，这还取决于其他因素的作用。事实上近一半的吸烟者最终会死于癌症或其他与吸烟相关的疾病。

341. 感染会导致癌症吗？

研究证实，大约 1/5 的癌症是由感染引起。目前确定与癌症相关的感染因素包括人乳头瘤病毒、乙肝病毒、丙肝病毒、幽门螺杆菌、EB 病毒。其中人乳头瘤病毒与宫颈癌、口腔癌以及肛门、生殖道癌症，乙肝病毒和丙肝病毒与肝癌，幽门螺杆菌与胃癌，EB病毒与鼻咽癌存在关系。31.7%死于癌症的男性患者与感染因素有关，25.3%死于癌症的女性患者与感染因素有关。

342. 饮食与癌症的发生有关系吗？

饮食会影响大肠癌、胃癌、口腔癌、肾癌、食管癌和乳腺癌的风险。我国研究发现，13%死于癌症的患者水果摄入不足，还有3.6%蔬菜摄入不足。高摄入动物脂肪、动物蛋白和低纤维饮食是患大肠癌的危险因素。长期食用烟熏、盐渍食品、高温、辛辣食物是患胃癌的危险因素。嚼槟榔、饮酒是患口腔癌的危险因素。高摄入乳制品、动物蛋白、脂肪是患肾癌的危险因素。食物的过热、偏硬、制作粗糙、吞食过快、辛辣刺激是患食管癌危险因素。高热量、高脂肪饮食是患乳腺癌的危险因素。因此，饮食与癌症发生密切相关。

343. 如何通过控制饮食降低癌症发生风险？

通过平衡的健康饮食能有效降低癌症发生风险。平时应注意多摄入富含膳食纤维的水果和蔬菜，同时减少"红肉"和肉制品、盐的摄入。红肉是指烹饪前呈现出红色的肉，包括猪肉、牛肉、羊肉、鹿肉、兔肉等所有哺乳动物的肉，肉制品包括腌制肉类、火腿等。

344. 饮酒与癌症有关系吗？

饮酒能增加口腔癌、喉癌、食管癌、乳腺癌、大肠癌、肾癌、肝癌的发生机率。研究表明，在死于癌症的男性患者中有

6.7%，女性患者中有 0.4% 与饮酒有关。饮酒量越大，发生癌症的风险越大。重度饮酒会导致肝硬化，从而导致肝癌的发生。

345. 如何通过锻炼和体力活动降低癌症的发生风险？

我国将每周锻炼频率 ≥ 3 次，每次 ≥ 30 分钟定义为经常锻炼，未达到该标准的为偶尔锻炼。体力活动分为职业性体育活动、娱乐性体育活动和散步等。美国疾病控制中心推荐每周至少进行 150 分钟**中度有氧活动**，并至少进行 2 次全身肌肉伸展运动。

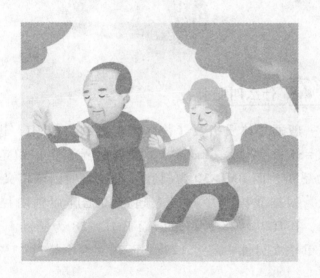

346. 肥胖与肿瘤有关系吗？

研究表明，肥胖与绝经后乳腺癌、大肠癌、子宫内膜癌、食管癌、胰腺癌、肾癌、胆囊癌等 20 多种癌症相关。肥胖人群与正常体重人群相比，过量脂肪组织会带来较多激素和生长因子。

高水平激素，如雌激素和胰岛素会增加部分癌症发生的风险。研究表明死于癌症的男性患者中有 0.06%、女性有 0.78% 与肥胖有关。

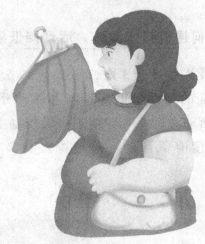

347. 什么叫肥胖？

肥胖一般通过体质指数（曾称体重指数）（BMI）进行评定，体质指数 = 体重/身高^2（kg/m^2）。根据世界卫生组织定义，BMI 25～30 为超重，而 BMI>30 为肥胖。研究表明，该定义并不适用于中国人，根据我国"中国成人超重和肥胖症预防控制指南"推荐标准，BMI 24～28 为超重，而 BMI≥28 为肥胖。目前中国肥胖和超重率在男性中超过 12%，而在女性中超过 17%。

348. 为什么多数癌症容易在老年人中发生？

约 60% 的癌症会在 65 岁以后出现，约有 70% 的癌症患者死亡会发生在老年人群。目前认为以下几方面的原因会导致癌症容易在老年人中发生：①在机体内癌变过程需要若干年才能完成；

②部分细胞、组织在老化时才会对致癌物质更加敏感；③机体免疫系统清除恶化细胞组织的能力随着年龄的增加而减弱；④癌症的发生总伴随着 DNA 遗传物质的出错，老化细胞修复出错 DNA 遗传物质的能力随着年龄的增加而减弱。

349. 为什么常出现家庭多名成员患上癌症？

多个家庭成员出现癌症可能有几方面的原因：①可能仅仅是一个巧合；②可能是因为家庭成员生活在相似的环境或者有相似的生活习惯，比如均喜欢吸烟和酗酒；③可能为家庭成员遗传因素所致。需要注意的是，仅有 5％ 以下的癌症患者因父方或母方缺陷基因遗传所致，而绝大多数癌症患者与遗传因素无关。缺陷基因仅会增加癌症发生的风险，其存在并不意味着一定会出现癌症。

350. 如果多名家庭成员出现癌症，应该注意什么？

当多名家庭成员出现癌症时，应注意他们出现癌症的年龄以及癌症类型。在自己出现疾病症状和不适就诊时应告知医生这些信息，这有助于医生判断是否需要进行特殊检查确定自己是否存在癌症。同时，应该定期进行体检，确定身体是否存在异常。

351. 癌症可以预防吗？

很多人认为癌症纯粹是由于基因、运气不好或者命运所致。但是，研究发现癌症其实是基因、环境和生活方式综合作用于人体的结果，其中很大一部分癌症可以通过预防进行控制。约 1/3 的癌症可以通过改变生活方式进行预防。虽然医学的进步有助于更好地治疗癌症，但是多数患者目前还不能完全治愈，只能改善生存质量和控制病情，因此控制癌症最有效的方式是预防癌症的发生。

352. 导致下咽癌的病因有哪些？

与大多数的癌症一样，下咽癌的确切病因至今仍不清楚。但已经意识到，下咽癌的发病与某些不良生活习惯密切相关。有研究显示，过度吸烟、饮酒与营养不良是下咽癌的三个主要病因。

（1）吸烟刺激：90%以上的下咽癌患者有长期吸烟的不良习惯，而且下咽癌的发病率与吸烟量呈正相关。烟草燃烧会产生出烟草焦油，其中苯并（a）芘就是容易导致癌的物质，而且烟草的烟雾可使纤毛运动停止或变得迟缓，会引起黏膜水肿和出血，使上皮增生、变厚、鳞状化生，成为致癌的基础。

（2）饮酒刺激：过度饮酒会导致下咽癌，喝酒会带来很多的欢乐，但是，过度的饮酒就会引发很多的病症。乙醇长期刺激黏膜可使其变性而成为下咽癌的病因。

（3）营养缺乏：如缺铁性吞咽综合征患者由于长期的铁元素缺乏可能导致下咽癌，也有病例显示，由于长期缺乏某种维生素引发下咽癌。

此外，有害物质长期刺激，如空气污染、病毒感染等，均易发生下咽癌。

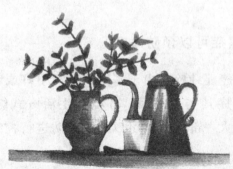

353. 饮酒和吸烟一定会导致下咽癌吗？

这个问题的答案是否定的，虽然前面说了饮酒和吸烟是导致下咽癌的两大原因，但在现实生活中发现，有些人吸了一辈子烟、喝了一辈子酒，但都不曾患上下咽癌，甚至其他癌症也与他们无缘。

这又是什么原因呢？正如之前所述，癌症的病因是综合性因素造成的，与机体的内部因素和外界环境都息息相关，虽说吸烟和饮酒是下咽癌发病的两个重要因素，但显然并不是发病的全部因素。

吸烟、饮酒不一定致癌，但这并不应该成为有些人不愿戒烟、限酒的借口。

354. 下咽癌有遗传性吗？

在面对家族肿瘤是否遗传的问题上，很多人都存在疑问——家族中曾经有人患癌，是否意味着后代中肯定也会有人患癌呢？

就目前病因学研究结果看，癌症与遗传的确有关，但癌症并不会直接遗传。癌症的发生决定于内因和外因，在具有遗传特征的基础上，癌症是否形成还取决于精神、环境、饮食及生活习惯等诸多后天因素及外界致癌物的综合作用。因此，有癌症家族史的人并不一定就会得癌，只是得癌症的机率可能会比普通人群大一些而已。

另外，不同的肿瘤可能有不同的遗传传递方式，癌症没有遗传的必然性，但有些癌症，如乳腺癌、结肠癌、肺癌、食管癌、视网膜细胞瘤等癌症比其他肿瘤更具有遗传倾向。目前为止还没有对下咽癌遗传性家族的报道。因此，对于下咽癌患者和有血缘关系的亲属来说，不必过于担心，只要提高防癌意识，减少致癌因素的接触，改变不良行为，是可以避免癌症发生的。对于其他遗传性较强的癌症，也可通过定期检查，达到早期发现和彻底治愈肿瘤的目的。

355. 下咽癌会传染吗？

所谓传染，是由各种病原体引起的能在人与人、动物与动物或人与动物之间相互传播的一类疾病。病原体中大部分是微生物，而癌症的致病原因非微生物传播。所以可以肯定地说，癌症是不会传染的。

举个简单的例子，肿瘤医院的医护人员，与患各种恶性肿瘤的患者天天接触，医护人员与患者的家属一样并没有采取特殊的隔离措施，但是他们患癌症的比例并不高，也就是说癌症并没有从患者身上传染给医生或护士。

有人可能会说，医生和护士与患者的接触时间毕竟很短，和家人、朋友比相差太多了，他们不得癌症并不能说明癌症不传染。这里就再举一个例子，医学专家做过这样的一个实验，从一个肿瘤动物体内取下部分肿瘤组织，然后将它原封不动地直接**种植**在另一个健康的动物体内，发现肿瘤组织并不能成活生长，反而被机体的免疫系统作为异物杀灭了，可见癌症并非什么传染病。

所以，家人、朋友得了癌，不要顾虑传染，而应该多和他们在一起，要求患者改变对疾病的看法，要求他接受自我，要求他运动，引导他积极配合医生治疗，帮助他建立自信心，重新鼓起生活的勇气。因此，家属与患者应经常进行思想与感情的沟通，奉献一份温暖和爱心，这样更有利于患者病情早日恢复。

356. 如何预防下咽癌？

随着人类对癌这一顽症认识的不断深化，逐渐意识到癌的预防才是抗击癌症最有效的武器。许多科学研究及有效控制活动表明，癌症在有些情况下是可以避免的。

癌症预防的最终目的，就是降低癌症的发生率和死亡率。这里要给大家介绍一个预防医学的概念——恶性肿瘤的三级预防。

一级预防：也叫病因预防。

二级预防：临床前期或亚临床期预防。

三级预防：临床（期）预防或康复性预防。

其中一级预防的主要任务是降低肿瘤的发病率；二级、三级预防的任务是降低死亡率。

一级预防——其目标是防止癌症的发生，降低发生率。

前面讲过癌症是内因及外因相互作用的最终结果，如果知道了这些致病条件，采取预防措施，并针对健康机体，采取加强环境保护、适宜饮食、适量锻炼，以增进身心健康。避免吸烟、合理的饮食结构、尽可能避免接触可能的致癌物等等。

通过这种方式即可大大减少恶性肿瘤的发生，将癌症"防患于未然"。

二级预防——其目标是防止初发疾病的发展，把疾病消灭在早期。

其任务包括发现癌症症状出现以前的那些潜在或隐匿的状况，以达到早发现；及时检查达到早诊断；确诊后早治疗以达到恢复健康。

早期发现：即人人对癌症有警惕性及相应的知识，定期体检，发现症状立刻转诊。还有在临床表现篇中提到了，下咽癌的临床表现包括：咽痛、吞咽困难；颈部肿块；声嘶、呛咳等，如果熟知这些症状，就可以给我们提个醒——"有这些症状，是不是该到医院检查一下？"以此达到早期发现的目的。

早期诊断：有相当水平的医生才能做到，有时需要进行一系列检查方能确诊。

早期治疗：一旦发现不幸患上下咽癌，应该尽早进行规范化、个体化、科学地进行治疗，切不可"有病乱投医"。

三级预防——也就是合理的治疗，其目标是防止病情复发，提高生存率，改善生活质量，降低死亡率。

前面在治疗篇中已经提到，下咽癌的治疗（尤其是中、晚期患者）任务是采用多学科手段治疗肿瘤，包括手术、放疗、化疗等。

对所有患者应该结合其个体特征，制订个性化的治疗方案，争取最佳疗效，避免复发，加速康复。对晚期难以治愈的患者，努力减轻其痛苦，改善生活质量，延长生存时间。

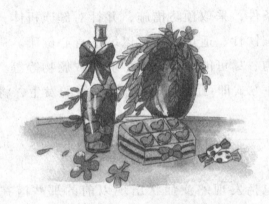

七、认识下咽癌篇

357. 什么是肿瘤？

人体组织是由多种细胞组成的，正常情况下是处在有规律的新陈代谢状态，这种有规律的生命活动维持着机体的健康。当机体在多种体内、体外致瘤因素的协同作用下，导致正常细胞从基因水平发生异常改变，不再遵循正常的规律而无限制地过度生长，医学称之为肿瘤。肿瘤分为良性、交界性和恶性。良性肿瘤多数是静止状态或缓慢增长，不造成对周围正常组织和器官的侵害，被切除后一般不复发，与恶性肿瘤的最大区别是很少危及生命。恶性肿瘤则具有生长迅速、侵袭性、转移性等生物学特性，治疗过程中仍然难以避免复发和广泛转移，危害健康，最终危及生命。交界性肿瘤的各种特性介于良性和恶性肿瘤之间。

358. 肿瘤是怎样命名的？

肿瘤根据其细胞起源及性质进行命名。人体组织细胞有多种起源，其中主要的大类：如上皮细胞，存在于身体体表的皮肤、体内脏器的腔面，如消化道黏膜，以及各种消化和代谢器官，如肝、胰腺、涎腺等；常见的皮肤癌、胃癌、肠癌、肝癌、胰腺癌等都属于上皮细胞起源的恶性肿瘤。其次是间叶细胞，如肌肉、脂肪、纤维、血管等软组织；常见的纤维组织细胞瘤、平滑肌瘤、间质瘤等统称为间叶来源的肿瘤。此外，还有骨、神经、淋巴、造血器官等，当发生肿瘤时分别依据其细胞来源和性质进行分类和命名。良性肿瘤一般称之为"瘤"，恶性肿瘤根据其细胞起源不同有不同的命名，上皮来源的称为"癌"，间叶来源的称为"肉瘤"，神经来源的称之为"母细胞瘤"等。也有一些肿瘤使用专有名词命名，如霍奇金淋巴瘤、血管免疫母细胞性 T 细胞淋巴瘤，它们都是恶性淋巴瘤大分类中的不同类型。随着人们对肿瘤认知的不断深入，肿瘤定义和命名的概念还将继续更新，某些肿瘤因其组织学形态或生物学行为等特征难以准确表述而被定义为"恶性潜能未定"，其含义和意义在于提示它是一类具有不确定行为和预后的肿瘤，需要引起医患双方的共同重视，治疗后仍应定期随访。

359. 世界卫生组织是如何对下咽肿瘤进行分型的？

关于肿瘤的类型，世界卫生组织主要根据肿瘤发生的组织来源进行分类。食物从口腔经下咽进入食管，这个部位的任何组织都有可能发生肿瘤，其中"下咽癌"是最常见的类型，发生自正常咽部黏膜表面的鳞状上皮细胞，称为鳞状细胞癌；发生自黏膜腺导管上皮细胞，称为腺癌；腺癌又根据组织发生和形态特征分为涎腺型癌和非特殊型腺癌等。其他类型的下咽肿瘤包括软组织肿瘤、淋巴造血系统肿瘤、骨和软骨肿瘤以及恶性黑色素瘤等。

360. 什么是癌症？

"癌症"一词通常泛指所有的恶性肿瘤，是一组拥有共同重要特性的不同类型的恶性疾病。癌症的英文单词为"cancer"，其中文含义之一就是巨蟹座。癌细胞的浸润性生长方式的确类似蟹爪，可以在体内肆意横行，破坏机体的正常组织和器官。

恶性肿瘤中绝大部分发生在上皮组织，病理学称其为癌，而少部分来源于间质组织，如脂肪、肌肉、纤维组织等，病理学称其为肉瘤，还有些恶性肿瘤来源于造血细胞、淋巴细胞等，病理学称其为白血病、淋巴瘤等。

361. 什么是肉瘤？

由纤维组织、脂肪、肌肉、血管和淋巴管、骨、软骨等组织发生的恶性肿瘤统称为肉瘤。

362. 什么叫肿瘤的生物学行为？

肿瘤的生物学行为是指肿瘤组织所具有的形态、性质、功能、生长方式以及发展趋势等多种特征。随着肿瘤体积的增大，肿瘤可以呈膨胀性、外生性和浸润性的生长方式。膨胀性生长是大多数良性肿瘤的生长方式，有如膨胀的气球，推开或挤压四周组织。发生在体表、体腔表面或管道器官表面的肿瘤，常向表面生长，形成突起的乳头状、息肉状或菜花状的肿物，这种生长方式称为外生性生长。肿瘤细胞借助自身的运动能力，穿破原有的组织，到达周围甚至远处，称为浸润。瘤组织像树根长入泥土一样连续地侵入并破坏周围组织，称为浸润性生长，是大多数恶性肿瘤的生长方式。肿瘤的生长方式、生长速度以及肿瘤对机体产生的影响都属于肿瘤的生物学行为。而恶性肿瘤最重要的生物学行为特征就是恶性肿瘤具有局部浸润和通过多种途径扩散到身体其他部位，即远处转移的能力。

363. 什么叫肿瘤转移？

恶性肿瘤细胞能够从肿瘤上脱落下来进入血液循环和淋巴系统，再播散至身体其他部位形成新的肿瘤，这个过程被称为转移。

364. 下咽的部位在什么地方？下咽分几个亚区？

人的咽部从上至下分为鼻咽、口咽、下咽三个部位，三者之间并没有明确界限，二者的黏膜相连续。下咽也称为喉咽，其解剖位置深在隐蔽，向下连接食管，位于喉的后方，喉是人体发音和呼吸的器官，与气管相通；下咽上界从舌骨水平线开始，向下终止于环状软骨下缘。下咽分为三个亚区，即梨状窝、环后区和

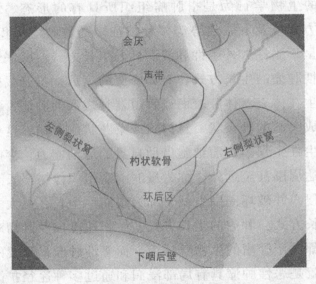

下咽的部位及解剖分区

咽后壁。梨状窝位于喉体两侧，形状类似倒置的锥形，分为内、外、前壁，后壁和咽后壁连续，内侧壁和环后区黏膜相连续，形成环形闭合的腔隙向下和食管相通，向上与口咽侧壁相连续。

365. 下咽癌常见的转移途径有哪些？

下咽癌常常通过周围的淋巴管转移到颈部的淋巴结，表现为颈部淋巴结肿大，早期主要是上颈部淋巴结，随着病变的发展，可转移到中下颈，甚至后颈及咽后的淋巴结。另一转移途径是通过血液系统转移到血液丰富的器官，如肝、肺、脑及骨骼等，临床上较少见。

366. 什么叫增生？

细胞数目增加称为增生。它可以是正常的生理现象，也可以是炎症刺激引起的病变，或者是肿瘤的表现之一。应根据不同的情况进行不同的处理方式。

367. 什么叫不典型增生？

不典型增生是指细胞数目增加伴有细胞形态的异常。所谓的细胞形态异常是指病变内细胞的形态与正常细胞有一定差异。不典型增生分为三级，包括轻度、中度和重度。其中轻度常见于炎症刺激引起，而中度和重度不典型增生常见于肿瘤发生的前期情况，需密切随诊，必要时需临床干预。

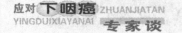

368. 什么叫分化？

原始组织、幼稚细胞逐渐发育成为成熟组织和细胞的过程称为分化。人体正常的细胞是成熟和高度分化的形态和功能状态，而肿瘤细胞往往是幼稚的形态和功能状态。

369. 肿瘤细胞的分化程度与恶性程度有什么关系？

病理学应用肿瘤分化的概念一般是用以表述肿瘤细胞趋向成熟的程度。肿瘤细胞与正常细胞的形态越相近似，越提示肿瘤的分化比较成熟，通常表述为"高分化"，或"分化好"。临床上大多数形态学分化好的肿瘤，恶性程度低；形态分化差的肿瘤，恶性程度高；但并不是所有形态学分化好的恶性肿瘤**预后**都好，也不是所有分化差的肿瘤治疗效果就差。

370. 什么叫化生？

化生是指一种分化成熟的组织细胞受刺激因素作用转化为另一种成熟组织细胞的现象。这种转化通常是由正常的贮备细胞来完成的。

371. 什么叫癌基因？

细胞内含有的与癌症发生相关的基因。它是正常细胞遗传信息的组成成分之一，通常在体内是呈静止无功能的状态。当受到外界或体内某些因素的刺激，该基因会发生活化而在肿瘤发生过程中起作用。

372. 什么叫抑癌基因？

细胞内含有的能抑制癌症发生的相关基因。它是正常细胞遗传信息的组成成分之一，通常在体内发挥正常的抑制癌症发生的功能。当受到外界或体内某些因素的刺激，该基因会发生失活而不能阻止肿瘤的发生。

373. 什么是病理分级？有什么临床意义？

病理学应用肿瘤的分级表述肿瘤的分化程度，采用三级表述方式：目前多数应用高分化、中分化、低分化表述，也有些肿瘤应用1级、2级、3级表述。高分级是低分化的同义词，低分级是高分化的同义词。临床上多数肿瘤符合如下的规律：分级越高，分化越差，恶性度越高，预后越差。

374. 什么是免疫组织化学染色？

免疫组织化学是根据免疫学抗原-抗体特异性结合的原理，用标记抗体寻找组织细胞中抗原的方法，来检测组织细胞中可能存在某种蛋白质分子。当肿瘤形态不典型，需要与其他肿瘤相鉴别时需要作此类检测，进行肿瘤性质和病理类型的鉴别。

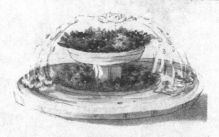

375. 如何解读免疫组化染色结果？

检测结果分为阳性、阴性、不确定。结果的表述方法并不是统一的（用文字或符号表述）。通常阳性用"＋"，提示为检测到相应的蛋白质分子，同时依据阳性的程度不同，辅以数字表示强度：弱阳（＋）、中阳（＋＋）和强阳（＋＋＋）。阴性结果的表述通常用"－"，提示没有检测到相应的蛋白质分子。检测结果不确定经常用"＋/－"，原因复杂，但至少提示对鉴别诊断没有参考意义。**免疫组化**检测结果判读是诊断病理专业性工作，需要结合组织学形态综合分析，对诊断和鉴别诊断的意义是病理医生通过最终诊断报告的文字内容体现的，而并非简单理解为"阳性"就是支持诊断，"阴性"就是否定诊断。

376. 什么叫坏死？在临床上有什么意义？

坏死是肿瘤的一种病理表现，肿瘤细胞无限性迅速生长，血供不足，肿瘤中心部位缺血可导致肿瘤细胞死亡，即肿瘤坏死形成。坏死发生在血管周围可能引起血管壁发生坏死，导致出血；坏死灶可发生感染；坏死也可引起局部组织互相粘连，对手术造成困难，提示**预后较差**。

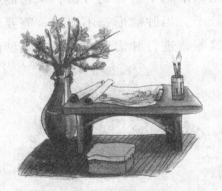

377. 下咽癌目前的发病情况怎样？目前的治疗水平怎样？

下咽癌较少见，其年发病率为 0.8/10 万，占头颈恶性肿瘤的 5%，占全身恶性肿瘤的 3%，随着经济的不断发展及对病因认识的不断深入，其发病率会逐渐下降。下咽癌在头颈部肿瘤中属于比较难治、疗效较差的肿瘤。一般单纯治疗 5 年生存率在 20%左右，手术加放疗综合治疗的 5 年生存率可达 50%左右。

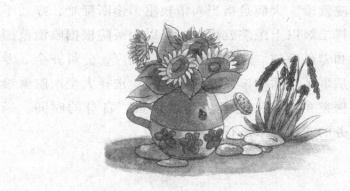

八、就　　诊

378. 如何选择就诊医院？

选择医院是看病的第一步，也是对诊断和治疗效果影响最大的。选择就诊医院应遵循：小病及时就近诊疗，大病选择专业二级以上医院。小病是指常见病、多发病，可以及时到就近的社区门诊或一级医院就诊。大病是指当病情较重，诊断疑难，疗效不显时，及时选择二级以上医院就诊。二级以上医院根据收治范围分为综合医院和专科医院。综合医院诊疗范围广，分科齐全。专科医院是专门从事某一病种诊疗，专业性强。选择大型医院就诊的患者可根据医院的口碑、地理位置的远近、自身的时间、经济，以及对服务的要求等来进行选择。

379. 如何在医院选择就诊科室？

综合性医院多按照疾病系统和部位分类，专科医院多按照治疗方法和部位分类。患者可根据所患疾病的部位和归属系统选择就诊科室。但对同一部位或系统，也存在内外科不同治疗科室的问题。以肿瘤患者为例，未手术治疗的初诊患者，根据病变部位选择外科手术科室就诊，手术后的患者或不能手术治疗的患者可选择放射治疗或化疗科室就诊。患者在就诊前可以通过电话或网络查询各医院门诊科室设置，选择正确的就诊科室，避免挂错号。

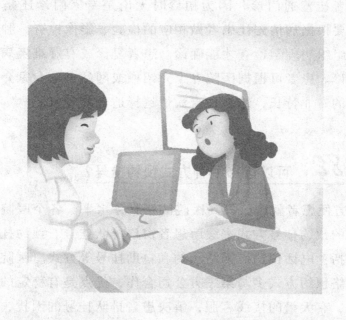

380. 如何做好就医前的准备？

大型医院门诊出诊医生在一个出诊单元内（半天）要接诊大量的患者，很难有充足的时间问、听、分析每一位患者。患者在就诊前应提前梳理好对病情需要了解的问题，这样既可以节省时间，又可以避免因临时考虑而疏漏某些重要的细节。此外如果患者已在其他医院检查或治疗，应将已有的检查结果和病历资料带全，以便医生的进一步诊断和治疗。

381. 如何选择普通门诊和专家门诊？

目前多数医院都设立简易门诊、普通门诊、专科门诊、专家门诊及专业组门诊、特需门诊等，以满足不同层次的需求。建议初诊患者挂普通门诊，因为初诊时无论是专家门诊还是普通门诊，都要根据病情先让患者做相应的检验、影像检查，肿瘤疾病还需要组织病理学检查才能确诊。患者复诊或有疑难疾病可选择专家门诊。患者可根据医院专家介绍栏或网站上的专家介绍了解各专家的专业特长，结合自身病情选择适合的专家。

382. 可以选择哪种方式预约挂号？

为方便患者就医，提高医院医疗服务水平。各个医院均开展了不同的预约挂号方式来缓解患者窗口排队挂号。预约挂号方式主要包括：电话预约、网络预约和自助挂号等方式。医院电话预约和网络预约方式多与第三方公司合作，优点是有稳定的网络挂号平台，有大量的接线客服，解决患者排队挂号的困扰，但缺点是第三方公司客服缺少医学专业知识，患者在采取电话预约和网络预约前应了解医院的科室设置和挂号的号别。自助挂号是在医院挂号处、门诊大厅等显著位置放置的自助挂号机，方便患者在医院就诊后预约下次就诊时间。患者在就诊前了解就诊医院的预约挂号方式和预约挂号号别，合理安排时间挂号就诊。

383. 建立就诊卡、挂号须出示患者哪些身份证明的证件？

挂号就诊均要求实名制。凡到各医院就诊的患者要用自己的姓名挂号。在各医院办理就诊卡时，须出示患者身份证、户口本、驾驶证、老年证等有效身份证明进行建卡挂号。此外医保患者必须持医保社会保障卡办理就诊卡和挂号。

384. 什么是银医卡？银医卡开展哪些自助服务项目？

银医卡是银行和指定医院合作办理的联名卡，具有普通银行卡的所有功能，还可以在医院网站预约挂号。银医卡开展的自助服务包括：自助缴费、自助检查报告打印、自助信息查询等。

385. 为什么要建立正式病案？

各地均实施门诊就诊手册，并在各医院均可使用。门诊就诊手册是由医生填写，对患者每次就诊情况、各项检查和用药情况的记录。如果患者需要住院治疗时，部分医院要求建立正式病案。患者根据各医院要求持患者身份证或有效证件填写病案首页建立正式病案。正式病案是对住院后患者病情和诊疗过程所进行的连续性记录。正式病案一般由医院病案室统一保管。

386. 哪些检查需要预约，提前准备？

患者为确诊病情需做各种全身和专科检查。医院有些检查需要患者提前做好身体准备，例如血液检查前空腹、肠镜检查前需要提前做肠道准备和妇科 B 超需膀胱憋尿充盈等。患者可根据检查申请单或预约通知单上的要求做好身体准备

387. 医保患者就诊需要做好哪些准备？

首先，到任何医院就诊，必须携带医保卡（本），以证实医保身份，进行医保结算。否则，没有医保证明者，会被默认为自

费，造成费用无法报销。另外，就诊前应了解好各种医保规定，各种医保政策因地区不同、病种不同也会有所差异，要按照要求提前办理如转诊、特病等相关手续。

388. 医院里发的传单可信吗？

不可信。候诊区里闲散人员传发的传单都是非法广告。严重影响了患者的视听，误导、欺骗了很多急于求医的患者。这些广告所宣传的医疗手段不仅没有及时为患者解除病痛，反而增加其经济负担，延误了病情的及时治疗。患者应清醒地识别违法医疗广告，谨防受骗上当。医院的宣传资料一般由医院内部人员发放。

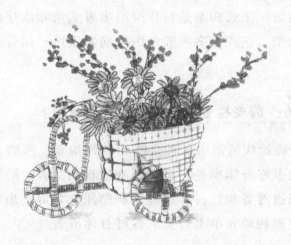

九、典型病例

病例一　早期下咽癌治疗案例

早期下咽癌依据术后淋巴结转移的情况决定行术后放射治疗。

患者，男，55 岁，因"咽部不适 2 年，右颈部包块半年"就诊，既往有大量吸烟、饮酒史，纤维喉镜取**活检**后证实右梨状窝鳞状细胞癌伴右颈淋巴结转移 $T_1N_{2b}M_0$，考虑行手术+术后放疗方案治疗。遂全身麻醉下行右梨状窝切除+右颈清扫术。术后恢复顺利，病理提示：右梨状窝中分化鳞癌，右颈淋巴结转移（7/24），给予术后放疗，2 年后复查病情控制良好，未见肿瘤残余或复发。

病例二　下咽后壁癌治疗案例

下咽后壁癌病灶局限于后壁，由于易发生椎前肌受侵，采用手术扩大切除后放疗方案。

患者，男，51 岁，既往有吸烟史。因"咽部异物感 1 年余，吞咽困难 1 个月"就诊，检查后诊断为下咽后壁鳞状细胞癌，$T_2N_1M_0$，考虑行手术+术后放疗方案治疗。遂全麻下行左咽后壁肿物扩大切除+左颈扩大清扫术，术后病理提示：低分化鳞状细胞癌，淋巴结转移性癌（1/36）。术后患者恢复良好，回当地医院行术后放疗。

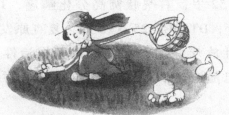

病例三　局部晚期下咽癌治疗案例

　　局部晚期下咽癌，单纯手术及放、化疗均难以控制，采用先同步放化疗，再行手术的方案治疗。

　　患者，男，50岁，既往有大量吸烟、饮酒史，因"声音嘶哑5个月"就诊，取活检诊断为右侧梨状窝中分化鳞状细胞癌，临床分期 $T_4N_0M_0$。初诊时 CT 显示肿瘤外侵明显，部分层面包裹颈动脉，手术难以切除干净，故先行同步放化疗，原发灶总剂量60.2Gy，单药顺铂（DDP）化疗6次。放、化疗后1个月复查喉镜，见肿瘤明显较前消退，但考虑未能完全控制。遂入外科行手术治疗。手术全麻下行全喉、部分下咽、口咽、椎前肌肉、甲状腺右叶切除+胸大肌皮瓣修复+气管造瘘术。患者术后愈合差，出现切口感染，经长期换药后完整愈合。手术病理："右侧梨状窝脓肿及空洞形成"未见明确肿瘤残存，符合重度治疗后反应。淋巴结未见转移癌（0/19）。尽管术后病理无肿瘤残存，但消除了放疗后溃疡导致的疼痛和动脉出血的风险，提高了患者的生活质量。术后随诊1年余，未见肿瘤复发或转移。

病例四　晚期下咽癌治疗案例

　　对晚期下咽癌一般是放射治疗加手术的综合治疗，术前DT50Gy/25次/5周评价疗效，经内镜检查及影像学检查如原发肿瘤达到完全缓解（CR），可改为根治性放疗追加剂量至根治性剂量DT70Gy/35次/7周。

　　患者，女，52岁，右梨状窝高分化鳞癌，$T_4N_0M_0$。采用单独术前常规放疗，DT50Gy/25次/5周，复查原发肿瘤完全消失，直接改为根治性放疗并缩野局部加量至根治性剂量 DT70G/35次/7周。至今已随访6年，保持正常的发音及吞咽功能。

病例五　下咽癌患者不愿丧失发音功能治疗案例

下咽癌患者如果不愿手术治疗，可采用放射治疗同时应用靶向药物治疗。

患者，男，60 岁，右梨状窝鳞癌，侵及环后区，临床分期 $T_2N_0M_0$。患者为音乐老师，嗜好烟酒 40 余年。因咽部异物感半年就诊。如首选手术则需要切除全喉和下咽，而患者强烈要求保留发音功能，因此行术前放疗+西妥昔单抗治疗，当放疗至 DT 50Gy，西妥昔单抗用药 6 次时，复查原发肿瘤接近完全消失，遂给予根治性放疗，肿瘤局部加量至 DT 70Gy。放疗后 1 个月复查，放疗副作用除仅有口干外余完全消失。以后一直定期复查，患者保持正常发音功能，未见肿瘤复发征象。放疗后 3 年常规复查食管镜时发现胸段食管早期癌，内镜下黏膜切除术。现已无瘤生存近 5 年。

病例六　下咽癌出现颈部淋巴结转移做放射治疗案例

下咽癌出现颈部淋巴结转移，原发灶和颈部转移灶对放射治疗不一样有效。

患者，男，45 岁，左侧梨状窝中分化鳞癌，侵及会厌咽皱襞、会厌披裂皱襞、披裂、环后区，左上颈部直径 4cm 转移淋巴结，临床分期 $T_3N_2M_0$。因首选手术不能保留喉，采用术前放疗+西妥昔单抗的治疗方案。西妥昔单抗首次剂量 700mg，以后每周 400mg。当放疗至 DT 50Gy（西妥昔单抗治疗 6 次），复查原发肿瘤完全消失，而颈部淋巴结残存。遂缩小**照射野**针对原发肿瘤局部加量至 DT 70Gy，放疗结束休息 3 周外科行左颈部清扫术，而下咽、喉功能得以保留。现患者已无瘤生存 4 年，除有轻度口干、颈部稍显僵硬外无其他不适。

十、名家谈肿瘤

增强"自我科学抗癌"意识

陆士新，著名肿瘤病理生理学专家，研究员，中国科学院院士

癌症已成为我国人群死因的首位，具有发病率高、死亡率高、治疗费用高等特点，因此，人们"谈癌色变"。目前，学术界普遍认为对癌症不要恐惧而要防治，癌症是"可防可治"的。肿瘤防治的关键仍然是要坚持以人为本、自我抗癌，实施预防为主、防治研相结合，大力做到肿瘤防治"三早"，即早期预防、早期诊断和早期治疗；"三早"是癌症"可防可治"的核心和基础。世界卫生组织也强调：三分之一的癌症是可以预防的，三分之一的癌症患者通过早期诊断并得到合适的治疗是可以治愈的；三分之一的癌症患者通过治疗，可以减轻痛苦，延长生命。人群的自我抗癌意识和信念至关重要，因为如无自身防癌意识，接触致癌因素而不自知，一旦患上癌症已成晚期，延误了病情。

控制癌症应当以早期预防为主，我们究竟应该怎样做才能实现"三早"呢？首先，我们要积极增强"科学自我抗癌意识"，注意在生活中远离致癌因素，并积极做到合理营养、适当运动、戒烟限酒、心理平衡等健康生活方式，自我预防癌症发生。近二十几年来，在我国食管癌、肝癌、胃癌等肿瘤高发区所进行的病因学调查研究的基础上，开展了国际上最先进的大规模人群预防研究，现在已取得可喜的成果，树立了癌症"可防"的典型，

并增强了我们对癌症可以预防的信心。

癌症的发生发展是多阶段逐渐演变的过程，在癌前病变和早期癌阶段就进行治疗是可以不发生癌症或可以被治愈的。什么是癌前病变呢？癌前病变是指人体组织中某些细胞在人体内外环境中的物理、化学、生物以及慢性炎症等刺激因素长期不停地作用下，细胞形态和分子组成发生有变成癌趋向的病理变化，再经过一段时间后，这种病变的一部分或少部分可能发展演变成癌。但是，癌前病变患者在去除物理、化学、生物以及慢性炎症等刺激因素，或给予化学干预（治疗），癌前病变可以被逆转为正常。"癌前病变"发展成侵袭性癌的过程一般需要 10 年左右的时间。如在林县我们发现食管上皮重度增生的人，经增生平治疗可以逆转为正常，成功阻断了重度增生上皮演变成癌。因此，预防及治疗癌前病变，对预防肿瘤有着积极意义。

癌前病变和器官组织的炎症与不典型增生密切相关，炎症往往伴随细胞重度增生（不典型增生，原位癌），我们已知的一些病变如：食管上皮重度增生、胃的瘢痕性溃疡、萎缩性胃炎、胃息肉、慢性支气管炎、肝细胞不典型增生、宫颈糜烂或息肉、乳房囊性腺病、乳腺导管内乳头状瘤、溃疡性结肠炎、结肠腺瘤及结肠息肉、膀胱黏膜上皮增生及化生、鼻咽部柱状上皮及不典型化生等都可视为癌前病变，上述的癌前病变的长期存在与发展就可能转变为癌症。因此，个人应积极治疗器官组织的炎症和严重增生性疾病是预防癌症的重要措施。

在生活中，我们究竟应该怎样做才能实现肿瘤的"早期发现，早期治疗"呢？首先，进行自查，要早期发现癌瘤，除医生的检查外，自我检查也是非常重要的。如乳腺癌等往往是自查发现肿块的，所以要经常进行自我检查。除自查外，要重视每年正规体检，体检也是"早期发现"癌瘤的重要途径。癌瘤"早期治疗"是非常重要的，它直接影响患者的生存；有研究表明：

肿瘤大小与手术后生存率密切相关，肿瘤直径越小相对生存率就越高，肿瘤直径越大相对生存率就越小。一旦发现肿瘤应及早到医院进行规范化治疗。但治疗肿瘤也不是什么治疗手段都用上才好，要防止"过度治疗"。

普及癌症知识是预防癌症的重要手段。在癌症防治工作中，要有更多的有关癌症方面的科学普及读物问世，以利于群众增强"自我科学抗癌"意识，来改变癌症不可预防和无法治疗的观点，并积极行动起来，做到"三早"，控制和预防癌症。

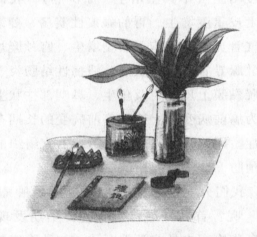

五十年来我国肿瘤防治工作的发展和体会

孙燕，著名肿瘤内科学专家，主任医师，中国工程院院士，中国医学科学院中国协和医科大学名医

回顾半个多世纪我国临床肿瘤学的发展，真有些沧桑之感。新中国成立初期，由于当时卫生的状况，肿瘤学不被重视。直到建国 10 年以后我国才开始重视肿瘤问题，并启动了比较全面的规划、建设和研究。我有幸在 1959 年调入肿瘤医院（当时称日坛医院），正好参加我国几位临床肿瘤学元老，吴桓兴教授（时任中国医学科学院肿瘤医院院长）、金显宅教授（时任中国医学科学院肿瘤医院顾问）和李冰教授（时任中国医学科学院肿瘤医院党委书记兼副院长）的领导下对我国临床肿瘤学的发展进行的讨论，并制定了以综合治疗为模式的发展方向。随之，就临床肿瘤学发展达成 4 项共识，即预防为主、中西医结合、基础研究与临床研究结合、综合治疗。虽然在今天，综合应用现有手段诊断、防治肿瘤已经深入人心，为国内外学术界所接受，但是这在当时的条件下就能准确把握总攻方向还是难能可贵和具有远见的。

在十年浩劫中肿瘤工作受到极大破坏。人员被下放，甚至连苦苦积累的病理标本都被埋掉。但在 1972 年周恩来总理冲破"四人帮"的阻挠，对肿瘤工作做出了重要指示：肿瘤是多发病、常见病；应当深入调查摸清我国的发病情况，并采取预防措施；结合我国具体情况和实践经验编写我国自己的参考书；大力开展高发区研究等等，明确了我国肿瘤学前进的方向，也成为我们开展工作的重要指导原则。

改革开放以后，我国临床肿瘤学事业得到了飞速的发展，各省市都建立了肿瘤医院，很多综合医院也成立了肿瘤科，研究工作也得到发展。

肿瘤内科治疗也已经有了很多进展，相当多的常见肿瘤，如滋养细胞肿瘤、急性白血病、睾丸肿瘤等，已经可以通过内科治疗达到根治；另一些常见肿瘤，如乳腺癌、肺癌、大肠癌、胃癌和骨肉瘤等，内科治疗也都占有相当重要的地位。此外，我们在肿瘤治疗理念方面已经有了很大进步，例如多种方法和途径的综合治疗、加强预防术后播散，特别是远处转移的内科辅助治疗研究、重视生存率和生活质量的提高等。

近 10 年来，不断有新的针对肿瘤受体、调控和生长关键基因的靶向药物问世，从分子、受体、信号传导等方面的研究把病因、预防和治疗很好地连贯起来。分子靶向治疗虽然在现阶段还不能完全替代传统的手术和放化疗，但其重大意义在于可以使治疗更具靶向性，更好地实现治疗个体化。而根据肿瘤的分子靶点决定治疗方案的策略与我国传统医学理论中的"辨证论治"和"同病异治、异病同治"不谋而合。靶点的诊断必然会成为未来肿瘤诊断以及个体化治疗方案制订的必要步骤。对患者的靶点监测也应该受到重视。

我们已经开始思考什么是我国临床肿瘤学的特点，其中包括：中西医结合，辨证论治——提高预见性；同病异治、异病同治——实现有的放矢；循证医学、规范化、个体化；扶正祛邪——重视宿主情况、基础疾病、免疫和骨髓功能重建等；治未病——重视预防、重视防止复发；以人为本——重视生活质量和远期结果等等。

最近，美国著名临床肿瘤学家 DeVita 在一篇题为"癌症研究 200 年"的文章中系统复习了有关肿瘤诊疗的进展情况。可以看出近百余年来人们对肿瘤的认识已经有了长足的进展和提高。在20世纪70年代由于综合治疗，儿童期白血病和霍奇金病的疾病特异性死亡率开始显著下降。在引入常见癌症（例如乳腺癌和结肠癌）的更好早期诊断和预防措施以及有效辅助治疗之后不久，总死亡率开始下降。所有癌症的5年相对生存率在通过《国家癌症法案》之前的20世纪60年代末为38%，而现在为68%。在美国，癌症总死亡率从1990年开始下降，自此以后总体已下降24%。对2015年的直线推测提示，癌症死亡率的总绝对下降将约为38个百分点。所以，我们对制服肿瘤的前景应当是乐观的，但这无疑需要几代人艰辛的努力。

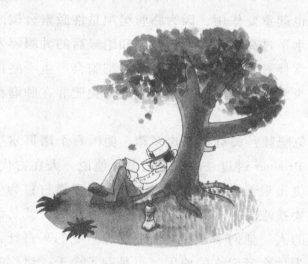

少吃多动　预防肿瘤

程书钧，著名实验肿瘤、肿瘤化学和遗传毒理学专家，研究员，中国工程院院士

科学研究表明，终身维持健康的体重是预防肿瘤最有效的措施之一。超标体重和过于肥胖，会促进某些肿瘤发生，包括食管癌、胰腺癌、结直肠癌、肾癌、子宫内膜癌和绝经后的乳腺癌。肥胖是这些肿瘤发生的非常重要的促进因素。肥胖和体重超标还会增加许多慢性病（如高血压、脑卒中、冠心病和 2 型糖尿病）发生的机率。肥胖会影响许多激素和生长因子的水平，肥胖人群胰岛素样生长因子 1、胰岛素和瘦素水平均升高，性激素在肥胖相关肿瘤中也起重要作用，因为脂肪组织是性激素合成的重要场所，性激素水平过高可使子宫内膜癌和绝经后的乳腺癌发病率增高。肥胖者常伴有轻度炎症状态，脂肪细胞会产生一些促炎性因子，而慢性炎症会促进肿瘤发生。因此避免肥胖在肿瘤预防中占有重要地位。

如何避免肥胖？关键在少吃多动。美国有个诺贝尔生理和医学奖获得者 Brenner 讲过一段有趣的事，他说，人在古代的时候，因为生活环境很艰苦，吃的东西很不够，主要靠打猎为生，所以他老是到处要找吃的。多少年、多少代传下来的人就是那些有很强吃的欲望的人，他们下丘脑逐渐形成老想吃的兴奋灶，这就是我们现代人为什么老想吃的原因。可是到了今天，诸位吃东西用不着像古代那样去找了，古代是找到什么就吃什么，现在你家里伸手就拿得到东西吃，可是我们大脑的兴奋灶还在那里，还叫我们吃、吃、吃，其实你肚子一点都不饿，只是为了满足这个兴奋

灶，你就老要吃，没有事的时候要吃，看电视也要吃，造成你营养过剩。储存过多的营养的最佳方式就是把它转化成脂肪（而不是蛋白质和碳水化合物），这种储存的能量可以很好去应对饥饿，这在古代艰苦的条件下是十分必要的，因此，过度营养转成脂肪而导致肥胖也是进化选择的结果。

导致超重的原因除吃的过多外，另一个原因就是体力活动太少。因此，合理必要的体力活动是极其重要的。研究表明，合理的体育活动，对预防和降低结直肠癌、乳腺癌、子宫内膜癌、胰腺癌、肾癌等都有良好作用。少吃多动，保持健康的体重和避免肥胖能预防和降低包括肿瘤在内许多慢性代谢疾病的发生，这是有深刻的科学道理的，是迄今为止科学上证明了的最有效的办法。人们生来就有点爱吃不爱动，我们懂得上述的科学道理后，就需反其道而行之。为了你的健康，预防肿瘤，少吃多动。

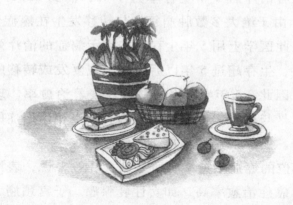

对癌症治疗的一点看法

殷蔚伯，著名肿瘤放射学专家，主任医师，中国医学科学院肿瘤医院放射科首席专家

一、癌症不再是不治之症

20 世纪初肿瘤患者的 5 年生存率只有 5%，身患恶性肿瘤几乎就等于死亡，因此人们谈癌色变。为此，人类开始致力于攻克肿瘤的研究，由于诊断及治疗技术的改进与发展，癌症患者的 5 年生存率在不断地提高，20 世纪 30 年代为 15%，60 年代为 30%。近半个世纪以来，随着 CT、MRI、PET-CT 等各种诊断设备与技术的应用与提高，促进了对肿瘤的早诊、早治；同时在治疗方面，无论是手术、放射治疗还是药物治疗都有了飞速的发展，至 20 世纪 90 年代肿瘤患者的 5 年生存率提高到 45%。2012 年美国癌症协会发表统计报告显示：1975～1995 年间在美国确诊的癌症患者治疗后 5 年生存率为 49%，而到 2001～2007 年提高至 67%。由于绝大多数肿瘤复发与转移发生在癌症诊治后的 5 年以内，因此医学上用 5 年生存率来表示癌症的治疗效果。对肿瘤患者来讲，生存超过 5 年以后再次出现复发或转移的机率就已经很低了，因此，5 年生存率常常也代表着治愈率。现在我国诊治癌症的水平与国外大体相当。我们有理由相信癌症的治疗结果将来会更好。所以说癌症不再是不治之症。

不同部位的癌症治愈率有所差别，一般来说，表浅的癌症较深部脏器的癌症治愈率高，如女性乳腺癌、子宫颈癌、男性前列腺癌等治愈率高，而肺癌、胰腺癌等的治愈率相对较低。同一种癌症的早期与晚期的治愈率也不一样。早期乳腺癌、子宫颈癌、

男性前列腺癌等患者的 5 年生存率可达90%以上，显著高于晚期患者；即使是**预后**差的如肺癌、食管癌也同样是早期患者的生存率显著高于晚期。所以我们倡导早期发现、早期诊断、早期治疗。当有异常发现时应尽早去医院检查。现在不少医院开展了防癌普查服务，可定期去检查。

二、癌症不是急诊

著名的肿瘤学家吴桓兴教授不断的告诫我们癌症不是急诊，他的意思是不要一诊断癌症就仓促治疗，而是强调在治疗前应进行必要的检查，制订周密的治疗方案。因为癌症的首程治疗至关重要。首程治疗不当，往往很难补救。他形象地比喻为就像剪裁衣服一样，裁的不好，很难补救。当然，患者被诊断出癌症后必然很着急，但要沉着，进行必要的检查，有时需要多学科的会诊后再进行治疗。精心地战前准备是取得胜利的重要保障。

三、现代的肿瘤放射技术

放射治疗学发展虽然已有 100 余年的历史，但较医学发展史而言，其历史短，不为人们所熟知。作为一名放射治疗科的医生，我愿意介绍一下现代的放射治疗学。放射治疗主要用于治疗恶性肿瘤，是治疗恶性肿瘤的三大主要手段之一（即手术、放射治疗及药物治疗）。早期放射治疗是通过放射性同位素^{60}钴产生 γ 射线或由直线加速器产生高能 X 射线和电子线来完成，也叫二维放射治疗技术，照射范围只能产生不同大小的长方形和（或）正方形**照射野**。但肿瘤生长的范围并不规则，放射治疗在杀灭肿瘤的同时，大量的正常组织也受到损害，导致了相应的放疗并发症。同时，为了避免对正常组织及器官产生不能接受的并发症，有时不得不减少照射剂量，致使肿瘤局部控制率下降或照射治疗后肿瘤复发率增加。

由于影像技术及电子计算机的发展，放射治疗从二维走到三维及四维治疗技术，即三维适形放射治疗、调强放射治疗、影像引导下放射治疗及自适应放射治疗等。换句话说，更准确、更精确的照射，能更好地照射肿瘤、同时更少地照射周围正常组织，其结果是提高肿瘤的治愈率，降低对正常组织的副反应。这些新技术的优势在一些肿瘤的治疗方面表现突出，如头颈部癌、前列腺癌等等。同时，这些新技术带来的是要在治疗前作更多细致的工作，如先行 CT（或 PET-CT）定位，在 CT 图像的每一层面上勾画肿瘤及一些正常器官，要用计算机软件即治疗计划系统计算出最合适的方案，因而放射治疗准备的时间相对较常规放射治疗长。近年来，发展的立体定向放射治疗，对一些小的肿瘤能治愈而无显著的副反应，如早期非小细胞肺癌等。但应该指出的是，如同所有的治疗方法一样，放射治疗也有其局限性，它也不能治疗所有癌症，需要结合每种癌症的特点，联合手术、药物治疗等方法综合治疗进一步提高疗效。

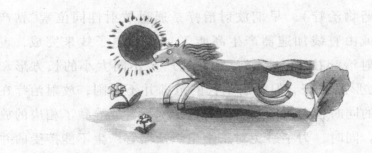

面对癌症作战的现代策略

储大同，著名肿瘤内科学专家，主任医师，中国医学科学院肿瘤医院内科首席专家

一、癌症的发生发展规律

在我们每个人的身体里，实际上都存在着不同的突变细胞。一旦身体的免疫监视功能不能发现、攻击这些突变细胞的时候，它就会由一个变两个，两个变四个，四个变八个，呈指数级增长，在很短的时间内就能变成肿瘤。直径 1.5 厘米的一个球形结节就已含有 35 亿癌细胞（3.5×10^9）了。这时候就可以被螺旋 CT、核磁共振扫描、PET/CT 等先进的仪器发现了。大家想想 35 亿癌细胞是个很大的数量！一些患者来就诊时已是癌症晚期，肿瘤细胞的计数远远超过这个数量，甚至能按斤计，肿瘤细胞数长到 12 次方，人就牺牲了。我们平常治疗肿瘤怎么治？早期可以切除，争取治愈。但当肿瘤细胞数量到 11 次方时已经转移得到处都是，没有切除的机会了。这时就应该使用有效的全身治疗手段，如化疗、靶向治疗、生物免疫治疗等，把肿瘤细胞的数量杀到 10^9 数量级以下，再想法不让它抬头。如果原发肿瘤在肺，我们称之为肺癌，可能转移到肝脏，也可能转移到骨头、转移到脑部。但是这里应该走出一个误区，癌细胞转移到肝脏的时候不能叫肝癌，只能说是肺癌的肝转移，以此类推。转移到全身各处以后，癌细胞总数量达到 11、12 次方时那是非常晚期的，因此，我们特别强调，肿瘤要早期发现，早期治疗。

二、不要谈化疗就色变，你有机会重振免疫力

一旦到了晚期，是否就完全不能治愈，就只能放弃了？当然

不是！其实，得了肿瘤，打仗的战略设计非常重要！怎么掌握好治疗手段-肿瘤组织-机体免疫力的三点平衡是一个极其重要的方面。很多人一听化疗都谈虎色变，觉得不能做。实际上我们要分析，肿瘤能够抑制机体免疫功能，肿瘤发展得越严重越抑制免疫功能！反过来，免疫功能提高了也能抑制肿瘤。比如放疗和化疗，既能够攻击肿瘤，对自己的免疫功能也是打击。所以治疗中机体的免疫功能跟治疗手段、肿瘤之间是三点平衡的关系。你不能光看放、化疗对身体的伤害。肿瘤被消灭以后，肿瘤对免疫功能的抑制就自然而然解除了。而放、化疗结束后它们对免疫功能的伤害也立即解除。所以我们任何一位患者在治疗时一定要把三点平衡的关系分析好。手术作为重要的治疗手段把肿瘤的大本营切掉，肿瘤细胞的数量急剧下降，对免疫功能的抑制一下子就被解除了。这时候再用放疗、化疗，进一步消灭残存肿瘤，虽然对免疫功能可能造成一定程度的暂时性抑制，但把肿瘤消灭以后，使肿瘤细胞的数量更进一步减少，这样肿瘤对免疫力的抑制更进一步得到解放。细细掂量如果用各种手段把转移灶中癌细胞总数减少到 3.5×10^9 以下，身体是完全有机会恢复免疫功能的！

三、利用高科技时代优势与肿瘤长期和平共处

对癌症作战的现代战争是建立在常规武器和信息网络系统高度协同配合的战略设计之上的。即科学合理地将手术、化疗、放疗与生物靶向治疗、免疫治疗、中医药治疗等有机地结合，达到全歼肿瘤并长期压住肿瘤的发生细胞（干细胞），使其永不抬头。之所以很多人的晚期肿瘤被治愈，就是因为将肿瘤细胞数量消灭到 35 亿左右后，再通过各种手段压住肿瘤干细胞并将免疫功能恢复到患肿瘤之前的状态。这时候残留肿瘤细胞的数量和机体免疫功能实际上已经达成了一个新的平衡状态。而这种平衡状态，在分子靶向治疗的时代，你如果有能力、有信心去努力，在医生的帮助下是完全可以争取实现的。也就是说，到那时你的机体与肿瘤已经成了长期和平共

处的双方，而这种状态经过努力完全可能持续一辈子。

分子靶向治疗是近年来的新生事物。由于科学家们发现了很多癌基因能驱动肿瘤的生长，因此就把它们叫做驱动基因。可喜的是也有很多新药能针对这些基因起到抑制作用，有效率都能在50%～70%，控制率都能达到80%～95%，均远远超过化疗。目前临床常用的分子靶向药物也已经有十几种。即使没有驱动基因存在的肿瘤，用一些影响微环境的靶向药物把它们的信号传导通路阻断，也能配合化、放疗作战而大大提高它们的疗效。

国际上有资料显示有些老人去世时不是因为肿瘤死亡，而是因为糖尿病、心血管疾病等原因。但在做尸检时却发现这些老人中很多人患有乳腺癌、前列腺癌等恶性肿瘤，但他们并不是死于癌症，而是死于其他疾病，这些人体内的癌细胞恰恰处于35亿左右的数量。这说明什么问题呢？说明他们生前有能力长期与这些癌症抗衡，达到一辈子和平共处的目的。在当代高科技发展的分子靶向治疗时代，就更具有做到这点的物质基础了。展望未来，让谈癌色变即将变成历史吧。

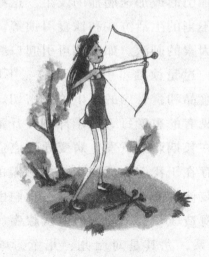

防治肿瘤，从改变自己做起

唐平章，著名头颈肿瘤外科专家，主任医师，中国医学科学院肿瘤医院前院长

说起肿瘤，大家心里不免咯噔一下，说是"谈癌色变"恐怕也不为过吧。虽然目前对肿瘤的诊治水平已经有很大提高，总体上一半以上的恶性肿瘤患者能够被治愈，但离彻底攻克它还有很长的路要走。下面结合我个人30余年的临床经验，就肿瘤预防、诊治谈一些自己的看法。

肿瘤有恶性和良性之分，良性肿瘤一般不会对生命造成太大损害，恶性肿瘤也就是我们通常说的癌症。癌症是人体生长到一定时机体细胞发生转化引起的肿瘤，生长不受限制而且容易出现转移，即使治疗后也可能复发。癌症病因复杂，其发生有些协同因素，它们或单独引起或加速癌症的发生。这些因素包括烟酒刺激、电离辐射、不当的生活方式和饮食习惯等。预防癌症的第一步就是减少这些因素的刺激。如吸烟可引起口腔癌、喉癌、肺癌等多个脏器肿瘤，过量饮酒可引起口腔癌、下咽癌、食管癌等，而长期食用腌制食品和食管癌的发生关系密切。特别是大量烟酒刺激，临床上可见有的患者每天喝半斤到一斤酒，吸1~2包烟。下咽和食管黏膜在长期刺激下发生病变导致癌症的多点发生。电离辐射虽然普遍存在于我们生活当中，如医院的X线检查、CT、核素扫描、家庭装修中的不合格石材等，我们也基本上不会想到过多接触会对自身造成什么影响，但甲状腺癌、白血病的发生与它的确有明显关系，尤其是对胎儿、儿童影响最大。1986年，前苏联切尔诺贝利核事故就是个例证，事故发生后的二十年间，

该地区周边儿童的甲状腺癌发生率升高了几十倍。还有不良的饮食习惯，如吃饭太快、经常吃烫得食物、偏食、不爱吃水果等，均会对上消化道黏膜产生不良影响。预防癌症，还要保持健康向上的生活态度，经常锻炼身体，培养乐观的心态。积极乐观的情绪可以调节因压力而分泌的皮质醇和肾上腺素等激素的水平，增强机体免疫力。而有积极乐观心态的人身心更健康，死于心血管疾病的机率更低，肺部功能也更健全。预防癌症，应当定期体检，做到早诊、早治。有些癌症也有一定遗传性和家族性，癌症患者的子女较普通人得癌的机率更大，因此应当定期**筛查**，发现后尽早处理，治疗效果也会比较理想。

如果已诊断明确是癌症，应当如何应对呢，有四点建议提供给大家：

首先，建议初次就诊患者应当在有肿瘤治疗经验的正规医院就诊，切莫病急乱投医。对肿瘤的初次治疗十分关键，但由于国内医疗条件地区差异较大，不规范治疗屡见不鲜，患者可能因此而遭受多次治疗的苦痛，疗效一次比一次差。此外，误信游医、偏方、小广告，这些常常含有"包治""不用手术、放化疗""即刻缓解痛苦""祖传秘方"等诱人宣传，经常散布于医院周围，不仅给上当者造成经济巨大损失，更重要的是贻误最佳治疗时机，早期变晚期，能治疗的变成不治之症。目前治疗肿瘤的主要方法包括手术、放疗、化疗、分子靶向治疗等，主要根据患者的个体状况，肿瘤的部位、类型、分期采用不同的治疗方法。如早期喉癌可采用单纯手术、单纯放疗或激光治疗的方法，而晚期喉癌应用手术和放疗相结合的综合治疗；绝大部分甲状腺癌可单纯手术治疗，无需放、化疗，如病变侵犯广泛时可在甲状腺全切除后行[131]I核素治疗。不同肿瘤均有一定的诊治规范，我院的综合查房制度更加保证这些患者得到个体化、科学、合理和有效的治疗方案。综合查房制度是我院针对复杂、疑难或需要多学科共同讨论的病例，召集包括外科、放疗科、肿瘤内科、诊断科、病理科医师一起研讨确定治疗方案的查房制度，特别是针对像下咽癌、乳腺癌、肺癌等这些需要多学科综合治疗的病种，在查房过程中确定患者的肿瘤范围、手术切除范围、功能重建方法、放化疗时机等等，使得患者在开始治疗前就确定了完整的治疗方案。

其次，肿瘤患者治疗时应做好家庭内部计划，安排好人员和经济保障。治疗肿瘤时间短则一两周，长则数年，通常为 1~2 个月。治疗时应安排好家人进行照顾和护理，家人的陪伴和呵护也是对身心遭受癌症折磨患者的一种安慰。虽然说现在来看病不至于砸锅卖铁、出卖房子家当，全民医保也覆盖了中国 90% 以上的人口，但治疗肿瘤的费用在几千至数百万不等，诊断措施有廉、有贵，一些化疗药物每个疗程都在几万以上，对一个普通家庭也是一笔不小的花销，因癌致贫常有发生，所以应当根据患者家庭经济状况量力而行，不要影响家庭其他成员的基本生活保障，医生们也会根据患者家庭的实际情况制订相对合理的诊治方案。

再次，肿瘤患者治疗后应坚持定期复查，因为肿瘤治疗失败 50% 以上是因为复发引起，而复发多在治疗后的 5 年之内，部分复发患者还可通过治疗达到根治效果，因此建议治疗后 1~2 年内每 3 个月复查 1 次，2~5 年内每半年复查 1 次，5 年以上的患者每年复查一次，坚持严格的复查制度是提高治疗效果的另一保证。

最后，对于某些特定肿瘤，肿瘤患者应习惯和学会与瘤共存，调整心态，提高生活质量。临床表现最突出的是结节性甲状腺肿（良性），目前甲状腺肿瘤的发病率全世界都在升高，特别是结节性甲状腺肿，由于其生长缓慢，可以几年甚至几十年缓慢生长，对患者的生活及工作影响不大，而手术治疗又不易彻底切除，还存在复发可能，因此临床目前均建议观察，不必要手术。

患者应该调整心态，做到和肿瘤"和平共处"。另外，还有一些特殊类型的肿瘤，如腺样囊性癌，容易出现远处转移，也是生长缓慢，对放、化疗并不敏感，临床上尚没有行之有效的治疗措施，但肿瘤的发展非常缓慢，这段时间非常长，因此患者应当学会坦然面对，提高这段生活质量，千万不要自己吓唬自己。

总之，肿瘤的防治都要必须从改变自己做起，谚语说"自助者，天助之"也就是这个意思，不仅要保持乐观向上的心态，健康良好的生活方式，尽量节制烟酒等不良刺激，更要在患病后保持清醒的头脑，做好长期抗癌的准备，在正规的医院制订科学合理的治疗方案，并定期**随访**。相信这些措施一定能达到目前最好的治疗效果！

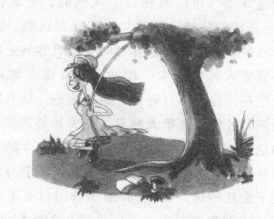

勇气创造奇迹　科学铸造明天

赵平，著名腹部肿瘤外科专家，主任医师，全国政协委员，中国医学科学院肿瘤医院前院长

　　刘晓林先生是一位优秀的教师，他培养的学生可谓桃李满天下。然而，这位受人爱戴的人却突遭横祸，使他陷入苦难之中。去年过生日，一杯酒下肚，刘晓林先生感到胃部灼痛。他的一个学生安排他去一家医院做检查，这位学生是这家医院的院长，为老师跑前跑后。做胃镜时发现老师的胃窦部有溃疡，**活检病理证**实是腺癌。尽管她没有告诉老师真相，刘晓林先生还是从那张苦笑的脸上发现了破绽。刘晓林先生偷偷从病例中看到那些可怕的字眼，犹如晴天霹雳，晕倒在医院。他不能相信自己得了癌症，他一生没有做过坏事，也没有休过一天病假，怎么会"突然得了癌症？"一定是医院搞错了。他又去了几家医院，医生们都说第一医院的诊断是准确的。刘老师顿时觉得世界马上陷入黑暗与恐怖之中。尽管家人苦苦相求、相劝，朋友送来的补品堆满房间，刘晓林先生还是惶惶不可终日，茶饭难进。他有时觉得如果不吃饭也许会饿死肿瘤，他整天抱着肿瘤书籍苦苦探寻，祈望找到治疗癌症的绝招。然而，他却始终没有听从医生的劝导去做手术治疗。表姐告诉他，"癌症一做手术就会扩散全身。你姐夫要是不做手术也不会死的那么快！"肿瘤医院门口有不少"热情的人"推荐治疗癌症的祖传秘方，他们许诺包管治好刘老师的病，还向他出示已经治愈癌症患者的心得体会。刘老师彻底迷茫了，在困惑中花掉几万块钱也没有觉得见效。有个得甲状腺癌的同学已经活了 5 年，在他的劝导下，刘晓林去青海的一个寺庙求助保

佑，据说不少癌症患者喝了那里的"圣水"后癌症消失了。折腾了几个月，有一天刘晓林发现大便呈柏油状，同时他感到心慌、气短，家人看他面色苍白，出冷汗，把他送进医院，送进手术室。手术中发现胃癌已经扩散，并转移到肝脏。最佳的治疗时机不幸被错过了。

导医的忠告：癌症的发病率受社会发展的影响在继续上升，尤其是人口老龄化和工业化进程导致癌症的新发人数与年俱增。当我们不幸患了癌症，重要的是不能被吓倒。癌症是可以治愈的，世界卫生组织提出 40% 的癌症通过早诊、早治可以治愈，可以长时间生存。因此，癌症不等同于死亡。刘老师如果得知患高血压、糖尿病，他不会面临天崩地裂的恐惧，更不会丧失理智乱投医。然而，值得注意的是现在癌症已经正式被列入慢性非传染性疾病的系列，说明许多人认为得了不治之症，被死亡的阴魂吓破了胆。美国发现在尸检时许多人患有癌症，生前没有症状或没有被诊断，说明即使身体内有肿瘤，与瘤共存也不是天方夜谭。癌症是恶魔，但是与其吓死，不如抗争求活。最近 20 年，恶性肿瘤的诊治有跨越式进步，放射治疗设备的进步使恶性肿瘤的放射更加精确和有效；放射治疗的治愈率不断提高。肿瘤内科治疗也努力规避化疗对于全身的副作用；靶向治疗的效果不断创造出惊人的奇迹。外科手术仍是肿瘤治疗的首选方案，外科对器官的人文保护使许多患者减少残疾和心理伤害。多学科的综合治疗使治疗的方案更加合理、更加有效。作为肿瘤专科医生，我们可以说许多肿瘤已经能够治愈。虽然，对于刚刚发现肿瘤的患者，医生常常按家属的意愿用善意的"谎言"掩饰病情真相；但是并不等于医生失去治愈的信心；我们的经验不仅已经可以让许多患者得到长期的生存，而且我们已经注意到关注肿瘤患者的生活质量。保留乳房的乳腺癌手术、保留肛门的直肠癌手术都已经在临床广泛应用。微创治疗也大大减少患者的创伤而达到治疗的效果。北京的抗癌乐园有上万名会员都是癌症患者，他们不仅一起抗争癌症，而且他们还组织文艺活动、体育锻炼改善身体机能，调节心理状态，使越来越多的肿瘤患者赢得生存，也享受了生存的质量。抗癌是一场没有硝烟的战争，争取活下去，能够赢取第二次生命的人就是英雄。勇气创造奇迹，科学铸造明天。

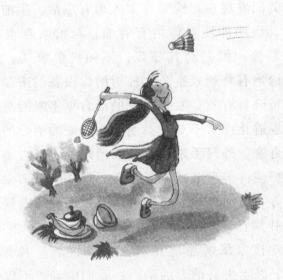

十一、名词解释

1. **备皮**：手术前将手术部位按要求剃除体毛及清洁局部皮肤，以减少术后感染的机会。

2. **表皮生长因子受体（EGFR）**：指正常上皮细胞/或来源于上皮组织的肿瘤细胞表面表达的一种蛋白质。它与血液中或肿瘤细胞自身分泌的一种叫做表皮生长因子的物质具有配对结构，能被表皮生长因子识别并和它结合，因此叫做表皮生长因子受体。

3. **冰冻检查**：又称冰冻切片检查，即手术中将切下的组织经低温快速冷冻后行快速病理检查，是绝大多数疾病在手术中明确诊断的方法，大约30分钟即可出结果。

4. **肠道准备**：检查或治疗前需要做肠道的清洁准备工作。

5. **常用抗心律失常药物**：有奎尼丁、普鲁卡因胺、普罗帕酮（心律平）、维拉帕米（异搏定）、普尼拉明（心可定）、阿替洛尔（氨酰心安）、氧烯洛尔（心得平）等。

6. **触诊**：医生用手指或触觉为患者进行体格检查的方法。

7. **电解质紊乱**：是指血液中的离子，如钾、钠、碳酸氢盐、钙、镁、磷、氯出现异常升高、降低或比例失衡。出现电解质紊乱后患者会出现一系列不适症状。

8. **放射性浓聚**：指病变部位摄取放射性药物高于正常组织。

9. **非实体肿瘤**：经影像学检查及触诊无法看到或扪及到的肿瘤，如白血病等。

10. **分子影像学**：是近年来出现的交叉学科，它将分子生物学和影像医学有机结合，在分子及细胞水平研究疾病的发生、发展、转归。

11. **芬太尼族**：包括芬太尼、阿芬太尼、苏芬太尼和瑞芬太尼等药物。

12. **辐射损伤**：指由电离辐射所致的急性、迟发性或慢性的机体组织损害。

13. **富含维生素 B_{12} 的食物**：包括肉类食物，但植物性食品中基本不含维生素 B_{12}。

14. **富含维生素 B_1 的食物**：有豆类、坚果类、芹菜、瘦肉、动物内脏、小米、大白菜、发酵食品等。

15. **富含维生素 B_2 的食物**：有动物内脏、猪肉、小麦粉、大米、黄瓜、鳝鱼、鸡蛋、牛奶、豆类、油菜、菠菜、青蒜等。

16. **富含维生素 B_6 的食物**：有鸡肉、鱼肉、牛肉、燕麦、小麦麸、麦芽、豌豆、大豆、花生、胡桃等。

17. **富含维生素 C 的食物**：主要是新鲜的蔬菜和水果，如西红柿、青菜、韭菜、菠菜、柿子椒、柑桔、橙子、柚子、红果、葡萄等。

18. **富含维生素 E 的食物**：有各种油料种子及植物油，如麦胚油、玉米油、花生油、芝麻油、豆类、粗粮等。

19. **富含维生素 K 的食物**：有牛肝、鱼肝油、蛋黄、乳酪、海藻、菠菜、甘蓝菜、莴苣、香菜、藕等。

20. **干性脱皮**：是指皮肤的轻度放疗反应，表现为受到照射部位的皮肤出现鳞屑样的表皮脱落，脱落处皮肤干燥，没有渗出。

21. **高蛋白、易消化和易吸收的食物**：主要包括巧克力、酸奶、蛋白粉、豆腐、鱼肉等食物。

22. **高危因素**：是指患某种疾病危险性高的因素，该因素与疾病的发生有一定的因果关系，当消除该因素时，疾病的发生机率也随之下降。

23. **根治性放射治疗**：能达到治愈肿瘤的目的，患者接受放射治疗后有希望获得长期生存的结果。

24. **功能影像学**：可以评估脏器某些功能的影像学检查手段，如 PET-CT 等。

25. **骨髓抑制**：是指骨髓中的血细胞前体的活性下降，导致外周血细胞数量减少，是化疗药物的常见毒副反应。实验室检查表现为白细胞减少、血红蛋白降低、血小板减少。

26. **过敏反应**：是指已免疫的机体在再次接受相同物质的刺激时所发生的反应。反应的特点是发作迅速、反应强烈、消退较快。表现为胸闷、心悸、呼吸困难、瘙痒、皮疹等。

27. **含钾食物**：含钾丰富的水果有草莓、柑橘、葡萄、柚子、西瓜、香蕉、番茄、硬柿、龙眼、香瓜、枣子、橙子、芒果等。含钾比较丰富的蔬菜有菠菜、山药、毛豆、苋菜、大葱等。

28. **含维生素 A 的食物**：有动物肝脏、奶、胡萝卜、西红柿、柿子、鸡蛋等。

29. **含纤维素食物**：蔬菜类食物富含纤维素，如笋、辣椒、蕨菜、菜花、菠菜、南瓜、白菜、油菜等。

30. **含锌食物**：食物中含锌较多的有牡蛎、胰脏、肝脏、血、瘦肉、蛋、粗粮、核桃、花生、西瓜子等。

31. **荷瘤小鼠**：就是被移植了肿瘤的小鼠，即肿瘤小鼠模型。

32. **缓释制剂**：指口服后能够按照要求缓慢地非恒速释放药物，与相应的普通制剂比较，给药频率至少减少一半或有所减少，且能显著增加患者的顺应性或疗效的制剂。

33. **活检**：活体组织检查简称"活检"，是指应诊断、治疗的需要，从患者体内切取、钳取或穿刺等取出病变组织，进行病理学检查的技术。

34. **基础代谢**：指人在安静状态下的代谢状态。

35. **假阳性**：指由于多种原因造成将阴性结果误判为阳性，

而假阴性则是指将真正的阳性结果误判为阴性。临床上应用的任何技术都很难做到 100% 正确，故偶尔会有假阳性或假阴性的结果。

36. **假阴性**：某项检查的结果实际上应该是阳性的，但由于操作、仪器、个人身体特性等原因导致结果呈阴性。

37. **禁忌证**：指不适宜于采用某种诊断或治疗措施的疾病或状况。

38. **巨噬细胞集落刺激因子**：是一种促进人体造血细胞增殖和分化的细胞因子，具有刺激粒细胞、单核巨噬细胞成熟，促进成熟细胞向外周血释放，并能促进巨噬细胞及嗜酸性细胞的多种功能。临床主要用于预防和治疗肿瘤放疗或化疗后引起的白细胞减少症、预防白细胞减少可能潜在的感染并发症，以及促进因感染引起的中性粒细胞减少的加快恢复。

39. **开放性手术**：即传统的开刀手术，用刀从身体表面逐层切开，显露要手术的部位，通常伤口较大，创伤也较大，瘢痕大。开放性手术是相对于腔镜手术来讲，腔镜手术伤口相对要小很多，愈合也较快，损伤小。

40. **抗血小板聚集**：是指有抗血栓形成的作用。

41. **空腔脏器**：是指管腔状的器官，脏器内部含有大量空间，如胃、肠、膀胱、胆囊等。

42. **控释制剂**：是通过定时、定量、匀速地向外释放药物的一种剂型，它能使药物在血液中的浓度恒定，没有波动现象，从而更好地发挥疗效。

43. **淋巴结清扫术**：指切除某种恶性肿瘤易于发生转移或已经发生转移的某部位淋巴组织及周围的脂肪、神经、血管等组织的手术。

44. **咯血**：是指喉部、气管、支气管及肺实质出血，血液经咳嗽由口腔咯出的一种症状。

45. 弥散性血管内凝血（DIC）：是指在某些致病因子作用下凝血因子和血小板被激活，大量可溶性促凝物质入血，从而引起一个以凝血功能失常为主要特征的病理过程（或病理综合征）。在微循环中形成大量微血栓，同时大量消耗凝血因子和血小板，继发性纤维蛋白溶解（纤溶）过程加强，导致出血、休克、器官功能障碍和贫血等临床表现的出现。

46. 免疫组化：是应用免疫学基本原理——抗原抗体反应，即抗原与抗体特异性结合的原理，通过化学反应使标记抗体的显色剂（荧光素、酶、金属离子、同位素）显色来确定组织细胞内抗原（多肽和蛋白质），对其进行定位、定性及定量的研究，称为免疫组织化学技术。

47. 脑水肿：指由于某种致病因素导致的脑内水分增加、脑容积增大的病理现象。

48. 凝血功能：人的血液有自动凝固的功能，如正常情况下人受到外伤导致出血时，血液会自动凝固而止血。而某些血液病患者，血液中的促进血液凝固的因子发生异常，可出现出血不能自止的情况。

49. 腔镜检查：利用人体天然形成的通道或通过微小切口将特殊的腔镜器械导入人体内进行的检查，如膀胱镜检查、宫腔镜检查、腹腔镜检查等。

50. 乳糜漏：颈清扫术后颈部负压引流量增多，颜色表现为乳白色液体。主要是颈段胸导管或右淋巴管破裂所致，以左侧多见。

51. 乳糜微粒：脂类食物消化时形成外观混浊的一种白色或淡黄色混浊液，经肠道的乳糜管吸收，再由淋巴系统运送，经胸导管注入血循环。

52. 弱阿片类药物：抗镇痛作用弱的阿片类药物，以可待因为代表。

53. **筛查**：是指通过询问、查体、实验室检查和影像学检查等方法对"健康人"针对某种或某些疾病有目的进行的检查，是早期发现癌症和癌前病变的重要途径。

54. **神经毒性**：通常是指药物的副作用。是指药物或治疗（如放射治疗）除了正常的治病作用外，对人体神经系统所带来的损伤。

55. **肾毒性**：临床表现轻重不一，轻度时可为蛋白尿和管型尿，继而可发生氮质血症、肾功能减退，严重时可出现急性肾衰和尿毒症等。肾毒性可为一过性，也可为永久性损伤。可导致肾毒性的常见药物有某些抗菌药、抗肿瘤药、解热镇痛抗炎药、麻醉药、碘化物造影剂、碳酸锂等。

56. **生化全套**：是指用生物或化学的方法来对人进行身体检查，生化全套检查内容包括：肝功能（总蛋白、白蛋白、球蛋白、胆红素、转氨酶）；血脂（总胆固醇、甘油三酯、高和低密度脂蛋白）；空腹血糖；肾功能（肌酐、尿素氮）；尿酸；乳酸脱氢酶；肌酸激酶等。

57. **生命体征**：是用来判断患者的病情轻重和危急程度的指征，主要包括有体温、脉搏、呼吸和血压，是维持生命基本征候，是机体内在活动的客观反应，是衡量机体状况的重要指标。

58. **生殖因素**：指月经初潮年龄、第一胎的生育年龄、未生育、产后未哺乳、月经周期短、绝经后雌激素水平高等。

59. **适应证**：指某一种药物或诊断治疗方法所能诊断治疗的疾病范围或疾病状态。

60. **随访**：指医生在对患者进行诊断或治疗后，对患者疾病发展状况、治疗后恢复情况等继续进行追踪观察所做的工作。

61. **听诊**：是医生用耳或听诊器来探听人体内自行发出的声音来判断是否正常的一种诊断方法。

62. **痛阈**：是指引起疼痛的最低刺激量。痛阈的高低因人而异，且受多种因素影响，比如年龄、性别、性格、心理状态以及致痛刺激的性质等。

63．**透皮给药**：是指将药物涂抹或敷贴于皮肤表面，并通过皮肤吸收药物的一种给药方法。

64．**望诊**：医生运用视觉，对人体以及排出物进行有目的地观察，以了解健康或疾病状态。

65．**围手术期**：是指从患者决定接受手术治疗开始，直至手术后基本康复的全过程，时间在术前5~7天至术后7~12天。

66．**胃肠道反应**：本书中胃肠道反应多是指化疗药物常见副作用之一，主要表现为食欲减退、恶心、呕吐、腹胀、腹泻等。

67．**误吸**：误吸字面上讲就是错误的吸入呼吸道。吸入物可以是液体、食物、异物等，如果手术，吸入物则是胃内容物，如胃液、食物等可因呕吐而被吸入呼吸道，造成呼吸道阻塞、吸入性肺炎，甚至窒息等严重后果。

68．**纤溶酶原激活物**：是由血管内皮细胞合成、分泌、不断释放入血液一种单链糖蛋白，是凝血系统重要的监测指标。人体血液中组织纤溶酶原激活物正常值为 0.3~0.5U/ml（发色底物法）。其临床意义为：降低：提示纤溶活性降低。见于血栓前状态和血栓性疾病，如动脉血栓形成、深部静脉血栓形成、缺血性脑卒中等。升高：提示纤溶活性亢进，见于原发性和继发性纤溶亢进，如弥散性血管内凝血、急性早幼粒细胞白血病、肝病、冠心病、高脂血症、应激反应等。

69．**纤维鼻咽喉镜**：是一种光学检查仪器，由产生光源的部件和可以进入鼻咽部和喉部的长管状镜身构成。镜身直径较细，通常为4~5毫米，可以通过鼻腔进入鼻咽部和喉部，直接观察这些部位是否正常。

70．**纤维蛋白溶解系统**：血液凝固过程中形成的纤维蛋白被分解液化的过程称纤维蛋白溶解。纤维蛋白溶解的激活物（纤溶酶原和纤维蛋白溶解酶即纤溶酶）和抑制物以及纤溶的一系列酶促反应，总称为纤溶系统。

71．血管内皮生长因子（VEGF）：是指一种能够刺激血管内皮细胞生长、形成新生血管的蛋白质。

72．血生化检查：检测除血细胞外存在于血液中的各种离子、糖类、脂类、蛋白质以及各种酶、激素和机体的多种代谢产物的含量的检查。

73．严重血液学毒性：是指药物对血液系统的毒性作用达到Ⅳ级（出现血红蛋白$<6.5g/dl$、白细胞$<1.0\times10^9/L$、中性粒细胞$<0.5\times10^9/L$、血小板$<25.0\times10^9/L$等改变）。

74．眼睛的光反射：通常是指眼睛的瞳孔对光线刺激的一种反应。表现为光线强时，瞳孔缩小；光线暗时，瞳孔放大。

75．药代动力学：是定量研究药物在生物体内吸收、分布、代谢和排泄规律，并运用数学原理和方法阐述血药浓度随时间变化的规律的一门学科。

76．要素饮食：一种化学精制食物，含有全部人体所需的易于消化吸收的营养成分，包含游离氨基酸、单糖、主要脂肪酸、维生素、无机盐类和微量元素。主要特点：无需经过消化过程即可直接被肠道吸收和利用，为人体提供热能及营养。

77．一过性失眠：又称临时性失眠，是一种持续一段时间后可自行缓解的睡眠障碍。它不同于"失眠症"，多半是由心理上或精神上的原因引起，一旦消除了引起失眠的原因，就可以恢复至平日的睡眠状态。

78．乙肝两对半：是检查乙肝病毒感染的血清标志物。常用的乙型肝炎病毒免疫学标志物包括表面抗原、表面抗体、e抗原和e抗体、乙肝核心抗体五项，因前四项为两对抗原和抗体，加上乙肝核心抗体，故称为两对半，又称为乙肝五项。其检查意义在于：检查是否感染乙肝及感染的具体情况。

79. **溢乳**：在本书中特指乳头分泌出乳液。

80. **应激状态**：指人体在受到刺激之后作出的反应，以便适应这个刺激变化的环境。这时候的状态称应激状态。

81. **优质动物蛋白质**：动物性食物中含有优质蛋白质、铁、锌、维生素 B_2 等，但缺乏维生素 C，钙的含量也少。

82. **预后**：指预测疾病的可能病程和结局，只是医生们依据某种疾病的一般规律推断的一种可能性，这种可能性通常是指患者群体而不是个人。

83. **照射野**：在患者接受放疗前，医生会通过 CT 扫描进行病灶部位定位，通过电子计算机计算、规划后会在患者身体表面划定一个将要进行放射治疗的照射范围，这个被划定的区域就叫照射野。

84. **脂肪血**：大量脂肪进入血液形成乳糜微粒，使血液呈浑浊状，严重时血液似米汤样。又称为乳糜血。

85. **职业危险暴露**：指由于职业关系而暴露在某种危险因素中，从而有可能损害健康或危及生命的一种情况。

86. **中度有氧活动**：在运动过程中，人体吸入的氧气大体与需要的氧气相等，也称等张运动，如步行、慢跑、游泳、骑自行车、跳绳、上下楼梯、健身舞等。

87. **种植**：体腔内器官的恶性肿瘤侵及器官表面时，瘤细胞可以脱落，像播种一样种植在体腔内其他部位而形成的转移性肿瘤病灶。